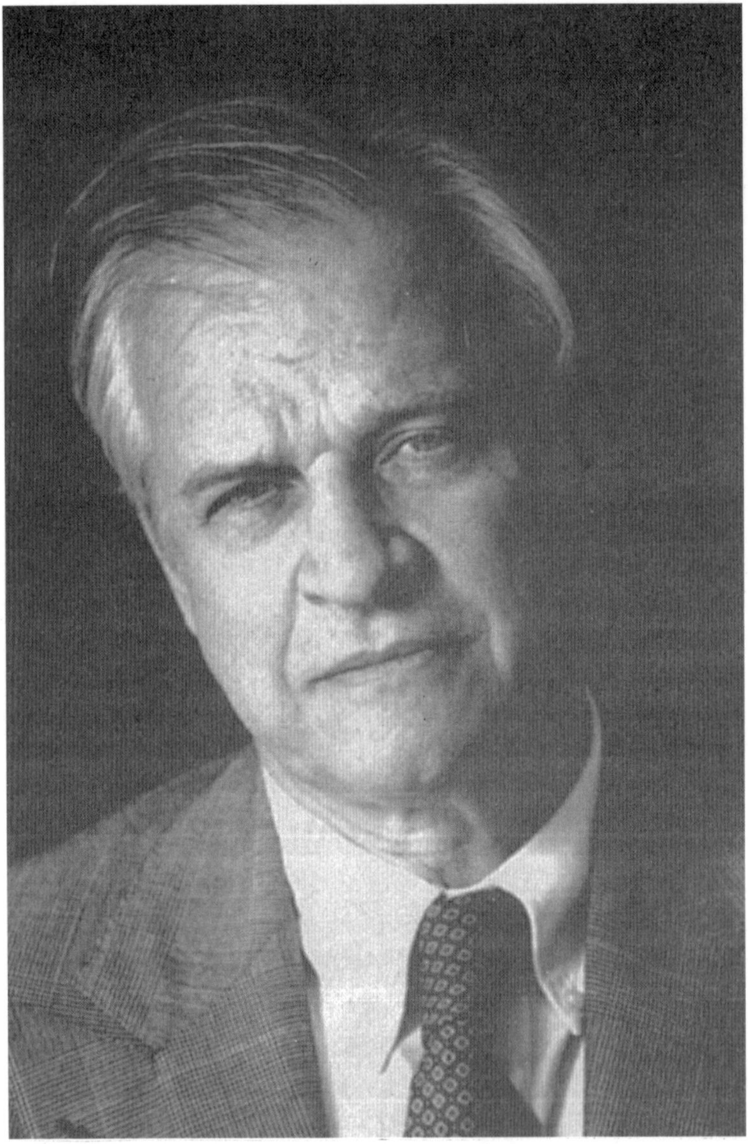

Harris L. Coulter, Ph. D.

Harris L. Coulter, Ph. D.

CIENCIA HOMEOPÁTICA Y MEDICINA MODERNA

El arte de curar con microdosis

Con un anexo sobre
el Gran Interrogatorio *de Kent*

Traducción y revisión de
la Dra. Mercè Parés

PLENUM / Simillimum

PLENUM
3
Simillimum

Serie de libros de homeopatía
dirigida por la Dra. Mercè Parés, homeópata.

Título original: Homoepathic Science
& Modern Medicine. The Physics of Healing
with Microdoses

José J. de Olañeta, Editor
Apartado 296 - 07080 Palma de Mallorca

ISBN: 84-7651-202-3
Depósito L.: B. 12.218-1995
Impreso en Libergraf, S.L. - Barcelona
Printed in Spain

ÍNDICE

PREFACIO

Cada vez son más numerosos los profanos, así como los colegas médicos, que nos interrogan respecto a las lecturas aconsejadas para iniciarse en la homeopatía.

Sobre esta cuestión éramos hasta ahora muy tímidos. Es indudable que existen tratados de iniciación que contienen muchos elementos muy precisos, pero caen en la fantasía cuando empiezan a abordar las particularidades específicamente homeopáticas. Tras la lectura de este tipo de tratados, un lector crítico respecto a la homeopatía tenderá, pues, fácilmente a mezclar lo bueno con lo malo y a considerar el conjunto como una utopía.

Hemos de reconocer a esta obra el mérito de evitar tales divagaciones superfluas. El inmenso interés que el público siente actualmente por la homeopatía exige canalizar la información a través de una literatura con citas adecuadas y cuidadosas.

El defensor de la homeopatía, tanto si se trata de un profano como de un médico, debe exponer argumentos sólidos.

¿Cuáles son, por ejemplo, las pruebas irrefutables de que la homeopatía es una terapéutica médica auténtica, y no una sugestión o un método placebo (=simple simulación medicinal)? Se trata de un viejo tema resucitado una y otra vez.

¿Qué es lo que hace considerarla como no científica? Es lo que pueden pretender tan sólo aquellos cuyos conocimientos en homeopatía son prácticamente nulos. Cualquiera que tenga una experiencia más profunda de dicho método se maravilla, justamente, de su carácter estrictamente científico.

¿Qué prueba se opone al juicio erróneo que reprocha a la homeopatía no ser más que un encubrimiento sintomático? Aquí también hay que devolver el golpe, puesto que un encubrimiento sintomático parcial es precisamente la característica de numerosos tratamientos de la medicina clásica.

Deseamos que este libro pueda motivar a unos o a otros, siempre que estén seriamente interesados, a hacerles sumergir en la materia médica y quizás conducirles un día a un ensayo terapéutico.

Dr. Jost Künzli von Fimmelsberg
Saint-Gall, enero de 1991

PARTE A

NUEVAS PERSPECTIVAS DE LA HOMEOPATÍA

El movimiento homeopático es uno de los fenómenos más fascinantes de la historia de la medicina. Desde el anuncio de la doctrina a principios del 1800 por su fundador, Samuel Hahnemann (1755-1843), siempre ha habido un grupo de médicos que, aunque familiarizados con la perspectiva médica clásica y con los métodos de curación admitidos oficialmente, han preferido, sin embargo, la alternativa homeopática. Esta alternativa consiste en una serie de hipótesis terapéuticas completamente opuestas a los principios fundamentales de la medicina «ortodoxa»[1]. Desde hace 190 años los médicos homeópatas han rehusado integrarse en la tradición ortodoxa y han llevado una existencia autónoma al margen del pensamiento y la práctica médicos.

La existencia de este grupo rival siempre ha sido fuente de especial desconcierto para la ortodoxia médica. Si los médicos clásicos pueden soportar sin afectarse ataques variados de terapeutas no diplomados, lo mismo ocurre con los homeópatas que han recibido una formación como mínimo tan buena como la de los propios médicos clásicos; en efecto, la mayoría de los homeópatas son diplomados de escuelas ortodoxas y conocen desde el interior la medicina clásica, de la cual por otro lado critican duramente sus procedimientos.

Como la ortodoxia médica ha considerado desde los tiempos de Hahnemann (y antes aún) que sus propias doctrinas son «científicas» y, por tanto, no susceptibles en el futuro de una revisión de sus principios fundamentales, sus adeptos nunca han podido aceptar una doctrina que ataca las bases mismas de su sistema de práctica médica. No han podido considerarla en forma imparcial, pues admitir que la homeopatía

1. Por medicina «ortodoxa» se entiende aquí la tradición médica «científica» de los siglos diecinueve y veinte, también conocida como alopatía.

posee algún mérito equivale a criticar la «ciencia» médica.

En todos los países la adopción de la homeopatía por un número considerable de facultativos ha dividido a la profesión médica en dos clanes enemigos. En los Estados Unidos la fundación del American Institute of Homoeopathy en 1844 fue la causa directa de la creación de la American Medical Association (AMA) dos años más tarde. Durante sesenta años la AMA fue violentamente hostil hacia los homeópatas. Haciendo caso omiso de que muchos de estos últimos eran diplomados de Harvard, Dartmouth, Pennsylvania y otras eminentes escuelas de medicina, se les negó el ingreso a las sociedades médicas ortodoxas. La consulta profesional con un homeópata se castigaba con el ostracismo y la expulsión de estas sociedades médicas.

Sin embargo, estas medidas no fueron suficientes para detener el crecimiento de la homeopatía, que durante la última mitad del siglo diecinueve se hallaba sumamente difundida en Nueva Inglaterra, los estados del Atlántico Medio (Nueva York, Nueva Jersey y Pennsylvania) y del Oeste Medio. Como se la identificaba con el trascendentalismo[2] de Nueva Inglaterra, no avanzó mucho en el Sur, hasta que los felices resultados de la homeopatía durante la epidemia de fiebre amarilla de 1878 contribuyeron a la conversión de muchos pacientes y médicos. También había centros homeopáticos importantes en Missouri, Iowa, Minnesota y California, y era posible encontrar homeópatas aislados en todos los estados y territorios.

En 1890 había alrededor de 14.000 homeópatas en el país, en comparación con unos 85.000 médicos «clásicos». Sin embargo, en las zonas donde la homeopatía gozaba de mayor popularidad, la proporción de médicos homeópatas con respecto a los médicos clásicos era aún mayor, alcanzando un cuarto o quinto. Además, se admitía por todas partes que los homeópatas eran frecuentados por las élites sociales, intelectuales,

2. El «trascendentalismo» fue un movimiento del pensamiento filosófico y religioso estadounidense de los años 1830 (representado por Ralph Waldo Emerson) en el que se sostenía que la «realidad» podría comprenderse mejor si se exploraran la naturaleza espiritual y los procesos de pensamiento propios del hombre. El concepto homeopático de que el remedio actúa en el ser espiritual del hombre y no en el material, fue lo que hizo tan atrayente esta medicina entre los trascendentalistas.

políticas y financieras de todas las comunidades. De ahí que el poder de la Escuela homeopática fuera mayor que lo que el número relativamente pequeño de homeópatas podría indicar.

Durante toda la última mitad del siglo diecinueve, la AMA y sus portavoces consideraron la homeopatía como una seria amenaza para la medicina oficial. La existencia de esta amenaza estimuló la producción de un gran caudal de literatura polémica, destinada a evitar que los médicos adoptaran esta nueva doctrina y a persuadir a los pacientes homeopáticos de retornar a la medicina ortodoxa.

La controversia sobre «la educación médica» de los años 1840 que sirvió de fundamento a la formación de la AMA fue realmente una controversia sobre la causa de la defección de tantos médicos que abrazaron la homeopatía. Finalmente se achacó la culpa de esta situación a la educación médica norteamericana.

La polémica continuó hasta después de finalizado el siglo, subrayándose siempre la supuesta habilidad de los homeópatas para congraciarse con los pacientes por medio de un examen médico minucioso y su buena predisposición para escuchar largas descripciones de síntomas. Las curaciones se atribuían al poder de sugestión y a las posibilidades de recuperación del organismo. Debido a que entre los años 1860 y 1880 los médicos «clásicos» fueron abandonando gradualmente la práctica de las sangrías masivas y la administración de cantidades «heroicas» de medicinas, comenzaron a admitir que los «placebos» homeopáticos probablemente habían tenido alguna justificación dos o tres décadas antes, pero también dejaron en claro que los pacientes no tenían ahora ninguna razón para adherirse a este sistema. Los que persistían en la herejía (y el número de médicos homeópatas y de pacientes tratados por ellos aumentó constantemente hasta principios de la década de 1900) eran etiquetados como antes.

El ataque verbal contra la homeopatía continuó hasta bien entrado el siglo veinte, aunque en 1903 esos médicos fueron admitidos oficialmente en las sociedades médicas ortodoxas (¡a condición de que dejaran de llamarse a sí mismos «homeópatas» y abandonaran sus esfuerzos proselitistas en ese sentido!), y la única razón por la cual se extinguió durante los años 1930 y 1940 fue que los homeópatas que seguían practicando en este país eran tan pocos que no valía la pena tomarlos como blanco de los ataques.

Pero la medicina ortodoxa aún manifiesta susceptibilidad y ambivalencia a este respecto. En los años 1920, el director del Journal of the American Medical Association (JAMA) escribió un libro dedicado en parte a «poner al descubierto» las doctrinas homeopáticas que por 120 años habían sido del dominio público. Y aunque hoy día los homeópatas son, en su mayoría, miembros de la AMA, en la Exposición Médica del Centenario de Cincinnati celebrada en 1957 la exposición homeopática fue clausurada por agentes de la Oficina de Investigación de la AMA enviados de Chicago con esa expresa orden por aducirse que la exposición homeopática era «detestable y subversiva».

Si bien los portavoces de la medicina ortodoxa y sus organizaciones estaban dispuestos a criticar severamente a los pacientes homeopáticos y a sus médicos por los diversos motivos ya mencionados, nunca realizaron una investigación controlada y supervisada de los méritos de este sistema. En 1912, el American Institute of Homoeopathy ofreció colaborar en esa investigación, pero la AMA rechazó el ofrecimiento. Algunos médicos alópatas aislados que decidieron investigar por su cuenta la homeopatía terminaron, en muchos casos, adoptándola (casi todos los personajes importantes de la homeopatía norteamericana han sido alópatas convertidos), pero las organizaciones alopáticas nunca han considerado apropiado tomar una medida tan relativamente sencilla como realizar un test clínico de la homeopatía que podría haber resuelto las cuestiones pendientes entre las dos doctrinas, o por lo menos haber dilucidado algunas de sus reivindicaciones.

Los argumentos de los alópatas contra la homeopatía han sido siempre de fuerte índole apriorística. Se ha alegado, en particular, «que no era posible» que dosis tan pequeñas de medicamentos tuvieran los efectos que se les atribuían. Se dice que Hahnemann estuvo influido por el romanticismo alemán. Estos argumentos se toman, aparentemente, como prueba positiva de que la práctica homeopática no tiene ningún valor, que no consiste más que en la administración sistemática de placebos, etc.

No obstante, en las conversaciones científicas se acepta, en general, que los hechos prevalecen sobre la teoría. El denominado «método científico» es una técnica para (entre otras cosas) llegar a un acuerdo sobre ciertos hechos. Una vez lograda la aceptación general de los hechos, puede discutirse entonces la teoría subyacente. El hecho esencial por averiguar acerca de la homeopatía, es si estos médicos pueden o no lograr que sus enfermos recuperen la salud mediante la aplicación del método homeopático. Pero, año tras año, los comentaristas alopáticos se han abstenido cuidadosamente de verificar este hecho de importancia fundamental. En los Estados Unidos hay actualmente homeópatas que practican su profesión, y no sería difícil encontrar uno y observarlo en plena tarea. Estos comentaristas estarían entonces en mejores condiciones de juzgar la validez de sus críticas puramente teóricas sobre la homeopatía.

Lamentablemente, la condena a priori de la homeopatía es una tradición profundamente arraigada. La ortodoxia médica, que se enorgullece de ser receptiva a todo lo nuevo y de aceptar o desechar sólo de acuerdo con la experiencia, no ha seguido su propia prescripción en el caso de la homeopatía. Jamás ha tratado de comprobar los hechos terapéuticos y siempre le ha reprobado a aquella su falta de conformidad con lo que la doctrina ortodoxa considera actualmente «científico».

Pero los hechos saltan a la vista. Además de los muchos miles de médicos homeópatas que a mediados del siglo veinte ejercen su profesión en la mayoría de los países del mundo y son perfectamente capaces de competir con éxito con los últimos descubrimientos de la medicina ortodoxa, los anales históricos presentan a primera vista sólidos argumentos a favor de la homeopatía.

La descripción clásica, para los alópatas, del paciente homeopático como una solterona neurótica halagada por la atención que le dispensa el médico homeópata, no se ajusta a la realidad. Este cuadro, pintado en los años 1840 por Oliver Wendell Holmes y repetido desde entonces por la mayoría de los comentaristas, es pura ficción.

El método homeopático tuvo por primera vez marcada repercusión en el pensamiento de América y Europa durante la epidemia de cólera de 1832 que azotó ambos continentes cuando, según las declaraciones de todos los observadores, los homeópatas obtuvieron una tasa de recuperación mucho más alta que los médicos oficiales (en París, por ejemplo, durante esta epidemia el precio de los remedios homeopáticos contra el cólera aumentó cien veces). Otras enfermedades epidémicas en las que los médicos homeópatas se distinguieron son la escarlatina, la disentería, la meningitis y la fiebre amarilla. El historial homeopático del siglo diecinueve desborda de casos de estas enfermedades tratadas con felices resultados. Los homeópatas tenían un éxito especial con las enfermedades infantiles. Además, el médico homeópata típico de esos tiempos era un facultativo de pueblo, que pasaba toda su vida con un grupo de familias relativamente estable, para quienes él era el único médico. ¿Ha de considerarse seriamente que ese médico ganó reputación y cuidó a sus pacientes decenio tras decenio, tratando satisfactoriamente todas las enfermedades infantiles y de los animales de granja así como las de la clientela normal por mero poder de sugestión? Si bien es cierto que en la práctica homeopática, como en la ortodoxa, han sido muchos los casos en los que la mera presencia del médico y una palabra de aliento son suficientes para que el paciente se recupere, cualquiera que tenga algún conocimiento de la historia de la epidemiología del siglo diecinueve sabrá que, en miles y millones de casos, el único tratamiento posible consistía en la administración del medicamento correcto. Si los homeópatas no hubieran tenido fórmulas terapéuticas eficaces, nunca habrían logrado ocupar un lugar en el ámbito de la medicina.

Tal vez la mejor prueba de la eficacia de los remedios homeopáticos es la adopción subsiguiente de muchos de ellos por los médicos ortodoxos. Muchos de estos mismos remedios se emplean todavía en la práctica diaria de la escuela ortodoxa, y el mejor ejemplo de ello lo constituye la nitroglicerina, que se utiliza para ciertas afecciones cardíacas. Esta sustancia fue empleada por primera vez para tratar la angina de pecho y otros trastornos cardíacos a principios de los años 1850 por Constantin Hering (1800-1880), conocido como el padre de la homeopatía norteamericana por sus numerosas contribuciones terapéuticas y de otro tipo. Hering publicó sus resultados en 1857, y sólo en 1882 se mencionó por primera vez, en un trabajo alopático, esta aplicación de la nitroglicerina.

Incluso la revolución inmunológica capital para la terapéutica, operada por Pasteur a fines del siglo diecinueve, fue sólo una aplicación más del principio homeopático fundamental de la curación por los semejantes. Pasteur mantenía que la idea de la vacunación contra la rabia y otras enfermedades se le había ocurrido a raíz del trabajo de Edward Jenner sobre la viruela, pero es difícil creer que no estaba enterado de que en Francia había varios cientos de homeópatas que aplicaban la misma técnica terapéutica en una escala más general.

* * *

Ya a esta altura, el lector habrá reconocido las dos indicaciones implícitas en las consideraciones anteriores:

1) la homeopatía es un sistema de terapéutica coherente y válido, y 2) los médicos homeópatas y sus pacientes consideran que es más eficaz que la medicina «científica» (o «alopática»). Cabe notar, entre paréntesis, que en una época como la actual, en que la práctica de la medicina ortodoxa parece estar en una etapa de sobremedicación y polifarmacia, la homeopatía posee la ventaja adicional de evitar el problema de los «efectos yatrogénicos».

Pero estos comentarios dan lugar a una serie de interrogantes adicionales. Si la homeopatía es un método terapéutico tan eficaz, ¿por qué no se ha adoptado de forma universal? Y especialmente, ¿por qué en los Estados Unidos el número de homeópatas ha ido disminuyendo desde las últimas décadas del siglo diecinueve? Y, finalmente, ¿es la homeopatía una forma científica de práctica médica?

La primera de estas preguntas plantea un argumento esgrimido desde el principio contra la homeopatía. Ya en 1820, los adversarios de Hahnemann se burlaban de éste porque no había conseguido que la entera profesión médica se adhiriera a su punto de vista. Y hoy día todavía parece obvio que un método superior de tratamiento lograría, inevitablemente, el apoyo de la entera profesión médica; por esta razón los críticos de la homeopatía continúan planteando el mismo argumento.

Sin embargo, como ocurre con muchas otras verdades obvias, si esta en particular se examina más de cerca se encuentra que es menos evidente de lo que parece al principio. Y no es difícil demostrar que el médico ordinario puede tener razones convincentes para rechazar el sistema homeopático sin tener en cuenta su eficacia terapéutica.

Hemos subrayado que la profesión médica ortodoxa, encabezada por la AMA, adoptó una actitud decididamente hostil hacia la homeopatía poco después de introducirse esta doctrina en los Estados Unidos. Se levantó un muro entre la Homeopatía y la Alopatía, y la práctica de aquella y la consulta con homeópatas fueron absolutamente prohibidas por el código deontológico. Los homeópatas fueron tachados de charlatanes junto con los curanderos y los herbolarios. Muchos han sido los médicos expulsados de las sociedades médicas por violar esta «regla ética».

Las gravísimas consecuencias profesionales de la defección a la homeopatía explican, hasta cierto punto, por qué ésta no ha hecho más incursiones en las filas de los profesionales alopáticos norteamericanos. Sólo un médico muy decidido y con gran confianza en sí mismo puede dar el gran salto de lo familiar a lo desconocido.

Pero esto no es todo. La pregunta que realmente corresponde hacer es: ¿por qué los médicos ortodoxos han sentido siempre aversión instintiva a los principios homeopáticos? Para comprender esta aversión, es menester primero conocer bien la estructura teórica de la doctrina homeopática.

El principio homeopático fundamental de la curación por medio de los «semejantes» significa que el remedio para cualquier caso patológico o dolencia es la sustancia que, si se administra en forma sistemática a una persona sana, produce exactamente el conjunto de síntomas del caso en cuestión. Antes de que una sustancia pueda emplearse como remedio homeopático, debe administrarse a personas sanas (es decir, debe ser experimentada, en inglés *proved* y en alemán *Pruefung*). Se mantienen siempre registros completos de los resultados (o «patogenesia») de estas experiencias. En los trabajos homeopáticos sobre materia médica se dedican muchas páginas a los síntomas producidos por cada uno de los cientos de remedios comúnmente empleados en la práctica homeopática. Así, por ejemplo, la obra de Constantin Hering titulada *Guiding Symptoms of Our Materia Medica* (Síntomas guías de nuestra Materia Médica) consta de diez volúmenes de 500 páginas cada uno.

Por lo tanto, cuando el homeópata busca el remedio cuya sintomatología es precisamente semejante a los síntomas del paciente que tiene ante sí, debe individualizar un sólo remedio entre más de 1500 remedios de la materia médica homeopática. Para esta tarea se requiere una observación muy aguda y sutil de todos los síntomas del paciente, sin dejar de prestar atención a muchos que se pasarían enteramente por alto en la práctica alopática. También se requiere una comparación precisa de los síntomas del paciente con los de los repertorios. Muchos remedios tienen sintomatologías más o menos parecidas, pero sólo el remedio más semejante actuará de forma curativa en un caso dado. La experiencia ha demostrado que, si el remedio elegido no es el correcto, no tendrá ningún efecto en el paciente, o a lo sumo alterará los síntomas sin actuar en forma curativa.

Las prescripciones homeopáticas exigen tiempo y esfuerzo intelectual, de modo que este sistema no está a tono con los determinantes socioeconómicos de la práctica moderna de la medicina. Hoy día el médico alópata busca pasar cada vez menos tiempo con el paciente y asignar todo el trabajo posible a las enfermeras y demás personal paramédico. De esta manera, muchos de ellos pueden ver de 40 a 50 pacientes por día, dedicándole de 8 a 12 minutos a cada uno. Favorece esta tendencia el moderno desarrollo de la farmacología alopática, con su énfasis en los medicamentos de «amplio espectro», o sea, los que pueden emplearse en una multitud de diferentes estados patológicos. El empleo de estos medicamentos reduce considerablemente la tarea del médico de elegir un remedio apropiado.

La tendencia en la práctica de la medicina ortodoxa de reducir el volumen de trabajo del médico, maximizando así sus ingresos, comenzó a partir de fines del siglo diecinueve, con el surgimiento de la especialización. Reforzó esta tendencia la reducción del número de escuelas de medicina y de graduados médicos registrada después de adoptarse las recomendaciones contenidas en el Informe Flexner[3] (1910). De allí en adelante el país vio disminuir el número total de médicos y aumentar el

3. El «informe Flexner» –«legislación médica en los E.U.A. y en Canadá»–, redactado en 1910 por Abraham Flexner para la Fundación Carnegie, es una encuesta sobre las escuelas de medicina y la formación médica. Llegó a la conclusión que los E.U.A tenían demasiadas escuelas de medicina, y que no era necesario un sistema independiente de enseñanza de la homeopatía. La ejecución de las recomendaciones de dicho informe hizo desaparecer las escuelas de medicina homeopáticas en las décadas siguientes.

número de pacientes por médico. Los homeópatas, que anteriormente se habían beneficiado de ingresos más altos que los médicos ordinarios, encontraron ahora que podían ganar más dinero con menos trabajo si ejercían la práctica de la medicina ortodoxa. Muchos pasaron a practicar la alopatía y reservaron el tratamiento homeopático para sus familias y algunos pacientes privilegiados. Los que así procedieron no lo hicieron por razones de índole terapéutica, sino económica.

La proporción médico-paciente registrada actualmente es la más baja de la historia norteamericana, y las fuerzas económicas siguen favoreciendo, por lo tanto, la práctica alopática. Hay numerosos signos, sin embargo, de una revuelta popular contra esta práctica, comparable a la revuelta de los años 1830 y 1840, que colocó a la homeopatía en el ámbito de la medicina norteamericana. Los pacientes sienten instintivamente que ningún médico puede realizar bien su tarea en sólo 8 a 12 minutos. Los medicamentos de amplio espectro, que tanto simplifican la tarea del médico merced a sus efectos no específicos en los procesos patológicos, suelen tener repercusiones nada beneficiosas en la salud general del paciente. Los medicamentos con semejante acción no específica están destinados a producir consecuencias diferentes de las esperadas. Estos «efectos secundarios» (que no son menos directos que cualquier otro efecto del medicamento) están causando contrariedades crecientes en la práctica ortodoxa de la medicina, y no se vislumbra ninguna solución.

A raíz de esta situación, cada vez son más numerosos los pacientes que optan por la homeopatía. Los médicos homeópatas tienen más trabajo del que pueden atender, y desde hacía décadas el porvenir de la homeopatía norteamericana no ha sido tan brillante como ahora.

La posibilidad de que la homeopatía se difunda más entre los médicos se ve, empero, seriamente obstaculizada por el desconocimiento de la doctrina homeopática y la antipatía instintiva que ésta inspira en la mayoría de los facultativos con formación médica clásica. Esta antipatía se debe en gran parte a que la doctrina homeopática tiende a conceder menos importancia a las indicaciones patológicas de la enfermedad que a los síntomas. Desde Galeno, uno de los axiomas del pensamiento médico ortodoxo ha sido que la patología tiene prioridad sobre los síntomas, y al médico de las escuelas de medicina actuales le resulta difícil aceptar el énfasis de la homeopatía en los síntomas.

Si bien los homeópatas no ignoran del todo la patología, se atienen a los síntomas para elegir el remedio. Se han experimentado remedios para observar sólo los síntomas perceptibles por los sentidos, y estos deben ser la guía del médico en el tratamiento. No debe confundirse esto con el tratamiento «sintomático» de la práctica ortodoxa. Los homeópatas sostienen que cuando el paciente recibe el remedio único cuya sintomatología corresponde más exactamente a la de sus propios síntomas, la entera enfermedad –la raíz, la causa y todo lo demás– se elimina por completo.

La prueba de que este procedimiento es realmente fiable está en la longevidad de los procedimientos homeopáticos. Los homeópatas siempre han considerado que los datos patológicos son, básicamente, especulativos y variables, y por esa razón no constituyen una base segura para la terapéutica. Los síntomas, en cambio, son inmutables. Las observaciones efectuadas 150 años atrás son válidas todavía hoy. Los casos publicados en los años 1830 todavía producen información útil. Una ciencia basada en la observación exacta y completa de los síntomas es perdurable.

La objeción final es tachar a la homeopatía de «no científica». En efecto, si los métodos de la medicina clásica se consideran científicos, entonces, por definición, la homeopatía no lo es. Pero los homeópatas siempren han negado que la alopatía sea científica y han sostenido, en cambio, que la homeopatía es la única terapéutica científica.

¿Cómo hemos de evaluar las afirmaciones de cada uno de estos dos sistemas respecto de su condición científica?

La tarea se hace más difícil dada la ambivalencia de la medicina alopática respecto de su propia base científica. El médico ortodoxo moderno dirá que el componente científico de su sistema de práctica médica se deriva de la precisión de la observación y de la medición de ciertos fenómenos fisiológicos y patológicos. No obstante, cuando se trata de prescribir un medicamento o una forma de tratamiento, ese mismo médico admitirá que allí termina la ciencia para dar paso a la experiencia, la intuición, o el «sexto sentido» del médico.

De cualquier modo, la medicina ordinaria moderna no es reconocidamente científica en su aspecto más importante: la prescripción del remedio. La homeopatía, por otra parte, es fuerte allí donde la alopatía es débil, y aparentemente débil donde la alopatía es fuerte. Si consideramos primero este último punto de vista, la aparente debilidad de la homeopatía está en que se apoya en los datos sintomáticos para informarse acerca de la salud del paciente y el curso de la enfermedad. Su punto fuerte radica en la indicación generalmente nada ambigua del remedio. Un cuadro completo de los síntomas del paciente indicará, en nueve de cada diez casos, un remedio y sólo uno. Confrontado con un conjunto de síntomas, un grupo de homeópatas prescribirá, unánimemente, el mismo remedio.

Por lo tanto, lo que hace que la homeopatía sea científica, según opinión de los que la practican, es el rigor de su método. El método homeopático es muy preciso, y la práctica de esta forma de terapéutica es una disciplina rigurosa. Cuando se les critica que basan su método en síntomas no cuantificables ni mensurables, rechazando, supuestamente, técnicas precisas para observar y medir los fenómenos de las enfermedades y la salud, los homeópatas responden que el síntoma observado con precisión es todavía la medida más exacta de la enfermedad y la salud. Las técnicas alopáticas –tasas de sedimentación, electrocardiogramas, recuento hemático y demás– no son discriminatorias ni bastante refinadas para el gusto homeopático. Se trata de técnicas en las que no es posible, como en la homeopatía, hacer distinciones precisas entre uno y otro caso[4].

Debe admitirse en favor de la posición homeopática que la diferencia entre una recopilación amorfa de datos y una ciencia reside en que los datos de esta última se elaboran y organizan en un conjunto coherente mediante la aplicación de un método. El «método científico» es un conjunto de procedimientos complementarios aplicados a la organización y

4. Estos parámetros son efectivamente demasiado groseros, y por ello impropios para el diagnóstico homeopático, y por tanto para la elección del remedio. En cambio, los médicos homeópatas los consideran actualmente como una ayuda fiable para el seguimiento del caso, junto con el cuadro clínico.

estudio de los fenómenos de una ciencia en cuestión. Para esto se formulan hipótesis y se las examina frente a los hechos de la experiencia.

La homeopatía posee su hipótesis –la doctrina de la similitud–, y su método –la experimentación del remedio en personas sanas y su administración a los enfermos basada en la semejanza de los síntomas–. La medicina «científica» ordinaria no posee ni una hipótesis global en la que pueda basarse la terapia ni un método de aplicación general para determinar el medicamento curativo. Cada vez que administra un remedio a un paciente, el homeópata lleva a cabo un experimento que pone a prueba la verdad de su hipótesis. Cada vez que el paciente se cura puede considerarse que el experimento ha tenido éxito, agregándose una prueba más en favor de la verdad de la doctrina de la similitud.

La discusión en torno a esta cuestión podría prolongarse indefinidamente dada su complejidad, la cual se ve acrecentada por la ambigüedad de la medicina ortodoxa acerca de su propia base científica. Los argumentos vertidos hasta ahora bastan para poder justificar con fundamento la posición científica de la homeopatía. El hecho de haber permanecido inalterada desde hace 190 años es para estos médicos una prueba más de su índole científica, puesto que la verdadera ciencia es acumulativa. Cualquier nueva información acerca de la experimentación de nuevas sustancias puede integrarse en la doctrina existente sin anular todo lo anterior –en franco contraste con la medicina ortodoxa, en la que la mayoría de los conocimientos aceptados en una época suelen caer en desuso frente a los nuevos descubrimientos, y en la que los descubrimientos futuros invalidarán, indudablemente, casi todo lo que hoy se acepta como verdad «científica».

En el debate sobre la naturaleza científica de la homeopatía, como en muchas otras cosas conectadas con esta escuela, el desacuerdo acerca de la teoría tiene su causa en el desacuerdo acerca de los hechos. Si se reconociera en general que la homeopatía cura, realmente, a los pacientes mediante la aplicación sistemática de procedimientos basados en la doctrina de los semejantes, sería realmente difícil decir que se trata de una doctrina no científica. Porque, ¿qué otra cosa puede ser una medicina científica, sino un método para curar a la gente? Esta es una cuestión ocasionalmente olvidada por la medicina ortodoxa, que a veces parece buscar el «avance de las ciencias médicas» como un fin en sí mismo. Pero nunca ha sido olvidada por los homeópatas, para quienes el componente terapéutico de la medicina es el componente metódico –y por ende científico– respecto del cual debe quedar subordinado el resto.

Como la incomprensión reinante en torno de la homeopatía está arraigada en la ignorancia de los hechos relevantes, las páginas siguientes presentan una serie de hechos que harán más accesible al público en general, y especialmente a las personas con alguna preparación médica, la teoría y la práctica de la homeopatía.

PARTE B

LA SITUACIÓN DE LA HOMEOPATÍA EN EL MUNDO ACTUAL

Antes de embarcarnos en un análisis de la homeopatía como ciencia, el lector tendrá que conocer algo acerca de las dimensiones sociales y económicas de este excepcional fenómeno médico.

Aunque originaria de Alemania, la homeopatía habría de tener sus más profundas consecuencias en los Estados Unidos, donde se introdujo en 1825. Al cabo de unas pocas décadas ya se había establecido en este país como profesión independiente, con tribunales de evaluación y de titulación independientes y su propio sistema de escuelas de medicina y hospitales.

En todos los ámbitos se reconocía que la educación médica homeopática estaba a la par de la alopática, y ambas recibían igual trato bajo la legislación federal y estatal. Todavía en 1938 la Ley de Alimentos, Medicamentos y Cosméticos reconocía que la Farmacopea Homeopática de Estados Unidos era el equivalente legal de la Farmacopea de los Estados Unidos (alopática).

Y hoy día, desaparecidas las escuelas de medicina y los tribunales de titulación homeopáticos, el médico homeópata debe asistir a las escuelas de medicina ordinarias y pasar los mismos exámenes de competencia y acreditación que todos los demás médicos.

Aunque los médicos que practican este método terapéutico en los Estados Unidos y otras partes constituyen sólo una minoría, la homeopatía está experimentando un resurgimiento en todos los países. Los médicos más jóvenes se sienten atraídos hacia ella, no sólo por su eficacia terapéutica, sino también por la ausencia de todos los problemas relacionados con los «efectos secundarios», las «reacciones adversas» y las «enfermedades yatrogénicas» que parecen ser concomitantes inevitables de la medicina alopática.

En muchos países se han tomado medidas para fortalecer la situación legal de la homeopatía. El ejemplo más reciente es la nueva Ley de Medicamentos de la República Federal de Alemania (1978), que establece un registro por separado para los remedios homeopáticos, otorgándoles, por lo tanto, protección legal. En Inglaterra, el Parlamento aprobó en 1950 la Ley de la Facultad de Homeopatía por la cual se incorporó la facultad del Royal London Homoeopathic Hospital y se le permitió extender diplomas de competencia en homeopatía; el Servicio Nacional de Salud, a su vez, reembolsa a los médicos homeópatas el costo del tratamiento. En Francia la farmacopea oficial tiene una sección separada para los remedios homeopáticos. La U.R.R.S., Rumania y otros países de Europa oriental dan apoyo estatal a las clínicas homeopáticas. En Pakistán la homeopatía fue reconocida oficialmente en 1965 y el gobierno ha asignado fondos para el establecimiento de escuelas universitarias homeopáticas; las prescripciones homeopáticas también se reembolsan en el servicio nacional de salud. La India tiene numerosas escuelas universitarias homeopáticas, muchas de las cuales están sostenidas por los gobiernos de los estados y el gobierno federal. En 1970, el gobierno de Sri Lanka (Ceilán) aprobó un proyecto de ley en virtud del cual se reconoce oficialmente la práctica de este método. Méjico tiene varias escuelas de medicina homeopática, tanto públicas como privadas, de las cuales la principal es la Escuela Nacional de Medicina Homeopática. El gobierno de Grecia ha manifestado recientemente su interés por la homeopatía; el 31° (1976) y el 43° (1988) Congresos de la Liga Internacional Médica Homeopática se celebraron en Atenas bajo los auspicios del Ministerio de Cultura y Ciencia de ese país. En Brasil la Escuela Médica Federal tiene una cátedra de homeopatía clínica.

Y con todo, pese al interés demostrado por la homeopatía en todo el mundo y a pesar del apoyo oficial que se le concede en varios países, este método sigue siendo, en gran parte, un misterio para los médicos que no lo aplican personalmente.

PARTE C

LA BASE DOCTRINAL DE LA PRÁCTICA HOMEOPÁTICA

La homeopatía se distingue de la alopatía por poseer un conjunto preciso de principios que rigen el diagnóstico y el tratamiento. Puede decirse que un médico que no sigue esos principios más o menos rigurosamente no practica la homeopatía, aunque emplee ocasionalmente remedios homeopáticos.

El médico norteamericano Ian Stevenson escribía en 1949, que aún no se han descubierto «las leyes básicas de la salud y la enfermedad». En realidad, «la búsqueda de estas leyes apenas ha comenzado. No hay disciplina que disponga de más medios para la investigación, y sin embargo, ninguna es inferior a la medicina en cuanto a la organización de sus conocimientos en principios coherentes».(1)*

Este juicio crítico de la medicina alopática es un punto de partida útil para examinar la homeopatía, que es la antítesis del cuadro anterior, pues siempre insistió en la necesidad de practicar la medicina guiada por una serie de principios sobre la enfermedad y la salud. La homeopatía siempre se ha adherido a una serie de supuestos acerca del funcionamiento del organismo humano en estado de salud y de enfermedad, la naturaleza de su relación con el mundo exterior y los efectos de los remedios empleados para tratar la enfermedad. Como estas hipótesis son muy precisas, las reglas de la práctica homeopática también son precisas.

Por lo tanto, lo primero que debe tenerse presente es que la homeopatía consiste en un conjunto de principios que forman un todo coherente. Estos principios se han puesto a prueba en la práctica desde hace unos 190 años, y los médicos homeópatas creen que su validez científica ha quedado demostrada en forma concluyente.

* Los números entre paréntesis remiten a las notas bibliográficas situadas al final del libro.

Si bien la aplicación de estos principios se ha ido ampliando a lo largo de las décadas, al introducirse nuevas sustancias medicamentosas en la práctica homeopática, los principios mismos no se han modificado.

El propósito de estos principios y de las reglas para la práctica de ellos emanadas, es permitir que el médico descubra para cada persona enferma la sustancia medicinal más indicada para atender a sus necesidades.

La homeopatía es, por lo tanto, un sistema de medicina farmacológica, un conjunto de reglas para administrar medicamentos especialmente preparados para los enfermos y para devolverles, de ese modo, la salud. Si bien la cirugía, la dieta, el ejercicio, etc., son muy importantes para la salud y el médico homeópata suele recomendarlos, no tienen nada que ver con la doctrina homeopática misma, que es un conjunto de reglas para administrar remedios.

Mediante la estricta adhesión a estas reglas, un médico concienzudo y cuidadoso puede prescribirle a cada paciente el remedio preciso que actuará curándolo.

La homeopatía considera que el organismo viviente reacciona incesantemente ante el medio ambiente, tratando de resguardarse de los peligros y de reparar los daños. De modo que lo que se denomina «enfermedad» representa, en realidad, la lucha del organismo para recobrar la salud. Los síntomas del paciente no son efecto de algún estímulo morbífico en su organismo, sino la reacción del organismo contra el estímulo morbífico.

Un corolario de este supuesto es que toda enfermedad es «general», pues representa el esfuerzo curativo de todo el organismo. La homeopatía no reconoce la existencia de enfermedades «locales». No admite que varias de esas enfermedades «locales» puedan coexistir en el organismo. La enfermedad siempre es «general», y el paciente nunca puede sufrir más que una enfermedad a la vez, por muchas manifestaciones locales que esta enfermedad pueda producir.

Un segundo corolario es que los síntomas, por dolorosos e indeseables que sean, son fenómenos beneficiosos, ya que indican la ruta tomada por el organismo en su intento de recuperar la salud.

Un tercer corolario es que los síntomas son más importantes para el diagnóstico y el tratamiento que las alteraciones estructurales o materiales del organismo. Esto se debe a que los síntomas son cronológicamente anteriores a las alteraciones estructurales y se adelantan a éstas.

De aquí que el médico homeópata considere que su tarea consiste en promover el esfuerzo curativo del organismo indicado por los síntomas. La doctrina terapéutica homeopática le indica cómo asistir al organismo en este esfuerzo de autocuración. Se trata de un conjunto de reglas merced a las cuales puede seleccionar el remedio que, administrado a la persona enferma, estimulará el esfuerzo autocurativo de acuerdo con la vía ya adoptada.

La primera de estas reglas establece que la medicina debe prescribirse de acuerdo con la «ley de los semejantes», o sea, que el remedio apropiado para cada persona enferma es la sustancia que produciría precisamente este conjunto de síntomas si se administrara a una persona sana.

El concepto de tratar con «semejantes» se remonta a la antigüedad, y a principios del siglo diecinueve cobró nueva vida cuando Edward Jenner aplicó la vacuna para prevenir la viruela. Se vio entonces que la vacuna «semejante» confería inmunidad contra la viruela. Hacia el final del siglo, Pasteur preparó una vacuna contra la rabia con médulas secas de conejos rabiosos muertos –aquí también otro «semejante»–. En el siglo veinte, se han desarrollado técnicas de inmunización contra la fiebre amarilla, la peste, la poliomielitis y otras enfermedades: el principio del tratamiento por «semejantes» ha tenido amplia aplicación.

En los ejemplos citados anteriormente hay «semejanza» o «similitud» entre los agentes causantes de las enfermedades: la rabia en los conejos, la rabia en el hombre; la vacuna y la viruela; la poliomielitis en monos, la poliomielitis en el hombre, etc. La homeopatía investigó esta interpretación de la «semejanza» en los años 1830, pero la rechazó en favor de la semejanza del síntoma y no de la causa.

Cabe aclarar que el poder de los medicamentos se descubrió en la escuela homeopática administrando cantidades muy pequeñas de estos medicamentos a personas sanas durante un período prolongado de tiempo –semanas o meses–. Esto es lo que se llama «experimentar» el medicamento, o «hacer una experiencia» (la palabra original de Hahnemann,

Pruefung, quiere decir «experimentación», «experiencia», «ensayo», «prueba», etc.). Toda sustancia, ya sea animal, vegetal o mineral, produce su propio conjunto de síntomas particulares y característicos (su «patogenesia») cuando se la administra sistemáticamente a personas sanas. La literatura de la escuela homeopática consiste en recopilaciones de síntomas causados por unos 1500 remedios.

El descubrimiento de las reglas de la homeopatía por Hahnemann se originó en la curiosidad que despertó en éste el efecto curativo de la quina en el paludismo. Experimentó en sí mismo los efectos de la quinina tomada en dosis moderadas por un cierto período y encontró que se le presentaban los síntomas típicos de un ataque de paludismo. De allí concluyó que la quinina posee propiedades curativas en el paludismo por su misma capacidad para generar los síntomas típicos de la enfermedad.

La farmacopea homeopática incluye numerosas sustancias empleadas tradicionalmente en la medicina occidental: Belladonna, Aconitum napellus, Colchicum, Camphor, Veratrum, Mercurius, Sulphur, Digitalis, Nitroglicerina, Arsénicum, Aurum (oro), Plumbum (plomo), Secale cornutum (cornezuelo del centeno), etc., muchas de las cuales siguen empleándose en nuestros días, pero su número se ha engrosado con cientos de sustancias más, entre las cuales algunas que, según la medicina alopática, no poseen propiedades terapéuticas, como la sílice y el cloruro de sodio (sal común).

La experimentación de estas sustancias produce conjuntos de síntomas que definen precisamente cómo reacciona el organismo sano ante los estímulos específicos representados por cada una de esas sustancias. De modo que la patogenesia resultante de estas experiencias indica exactamente cómo ha de emplearse, en el tratamiento, la sustancia ensayada. Como los síntomas de la persona enferma representan la reacción curativa de esa persona contra el estímulo morbífico, la manera más eficaz de curarla será necesariamente mediante la prescripción de la sustancia, que contribuye a intensificar esos síntomas curativos.

Al atender a una persona enferma, el homeópata, por lo tanto, procede a inquirirle sobre todos sus síntomas. Se trata de un proceso largo y complicado, que requiere más tiempo y esfuerzo que la anamnesis del médico no homeópata. El médico averiguará la historia clínica del paciente, y quizá la historia médica de sus padres y parientes, a fin de obtener un cuadro completo de sus antecedentes médicos.

El Anexo II, cuyo autor es James Tyler Kent (1849-1916), el más grande médico homeópata nacido en los Estados Unidos, muestra cómo se hace este interrogatorio. Si bien el médico no hará todas estas preguntas en cada uno de los casos, la exposición de Kent revela el detalle requerido por la homeopatía para obtener un cuadro completo de la dolencia del paciente.

El médico examina luego la documentación de las pruebas realizadas para averiguar precisamente qué sustancia produce un conjunto de síntomas idénticos a los del paciente. Este será el remedio indicado porque con él se intensificará el proceso curativo incipiente. Los síntomas del paciente representan el comienzo de este proceso de mejoría, y el medicamento que genera estos síntomas es el que ayuda a que el proceso de mejoría llegue a la curación (o a la etapa siguiente del proceso hacia el restablecimiento).

Se intenta preferentemente emplear un solo remedio cada vez, y se considera que ésta es la mejor homeopatía. Al encontrar el remedio que produce síntomas análogos a la totalidad de los síntomas del paciente, el homeópata está prescribiendo el remedio que atiende a las necesidades de todo el organismo del paciente. Es esto lo que hace de la homeopatía una práctica médica holística.

Si bien el médico homeópata se guía por los síntomas del paciente, su prescripción no es «sintomática». El médico no trata los síntomas del paciente, sino todo su organismo, cuyas necesidades se manifiestan a través de la totalidad de los síntomas.

El médico homeópata debe administrar la «dosis mínima». La razón en que se funda esta regla es fácil de entender. Cuando los medicamentos se emplean de acuerdo con el principio de similitud, una dosis grande tenderá a exacerbar el cuadro sintomático del paciente. Sólo una «dosis mínima» efectuará la curación sin agravar seriamente los síntomas del paciente.

De allí que en homeopatía se acostumbre hablar de las tres reglas de la prescripción de Hahnemann: 1) la adhesión estricta a la ley de los semejantes, 2) el remedio único, y 3) la dosis mínima.

Cabe confesar, sin embargo, que el significado de «mínimo» en este contexto es ambiguo en vista del principio homeopático de que la mayor dilución de los medicamentos los hace más poderosos. El mismo Hahnemann disminuyó las dosis a milésimas y millonésimas de grano[6], a raíz de lo cual los médicos alópatas del siglo diecinueve ridiculizaban el supuesto uso de placebos en la homeopatía. Sólo con el descubrimiento, en el siglo veinte, de las hormonas y otras sustancias que también son eficaces en cantidades microscópicas, los médicos alópatas han cesado hasta cierto punto de burlarse de las «altas diluciones». (En el Anexo I se presentan los grados de dilución empleados en la farmacología homeopática).

Hahnemann sostenía que estas altas diluciones eran eficaces porque la persona enferma era hipersensible a la acción del remedio análogo. Ya en 1810 Hahnemann escribía que «hay pacientes cuya susceptibilidad, comparada con la de los no susceptibles, está en una relación de 1 a 1000».

Esta ultrasensibilidad de la persona enferma al «semejante», junto con el efecto estimulante del remedio similar en el proceso de reacción del organismo, significa que la prescripción homeopática correcta suele estar seguida de una agravación momentánea de los síntomas.

El uso homeopático de dosis infinitesimales puede considerarse desde un ángulo diferente. Hahnemann descubrió que cualquier sustancia medicamentosa origina inicialmente un conjunto de síntomas «primarios», seguidos luego de un conjunto diferente de síntomas «secundarios» que son más o menos lo «opuesto» de los síntomas «primarios». Él lo explicaba de la siguiente manera:

Toda sustancia introducida en el organismo humano provoca ciertas modificaciones del estado de salud más o menos duraderas que se llaman efecto primario (síntomas primarios). A esta influencia el organismo responde de manera refleja por una acción de retorno (efecto secundario o reacción), es decir, se esfuerza en producir un estado

6. Grano: Unidad médica de peso utilizada en la época de Hahnemann (medida ordenada por un estado o por una ciudad para pesar medicamentos). Un grano es igual a 0,06 gramos. En Alemania, el peso farmacéutico (peso médico) fue reemplazado en 1868 por el peso en gramos (Brockhaus Lexikon, Wiesbaden 1966, 622).

exactamente opuesto, de igual intensidad que el de la acción (efecto primario) que había ejercido la sustancia administrada. Si no existe en la naturaleza un estado directamente opuesto a este efecto primario, el organismo parece esforzarse en volver al estado normal (reacción, acción curativa), neutralizando la modificación extrínseca.

En lo que concierne a la importancia de la dosis, Hahnemann enuncia: Cuando se administra una dosis fuerte, los síntomas primarios (efecto primario) se manifiestan de manera precipitada y con gran violencia; y ya entre los síntomas primarios aparecen algunos efectos de retorno (síntomas secundarios) que representan la reacción del organismo. Hahnemann había podido observar que los efectos secundarios (reacciones) –después de mejorías pasajeras del estado general debido al efecto primario– agravaban la enfermedad. En el caso de una dosis menor, los síntomas «primarios» son débiles (pero son, sin embargo, netamente perceptibles, puesto que no aparecen de forma precipitada) y los síntomas «secundarios» son imperceptibles ya que el organismo no produce efectos secundarios más allá de lo que le es necesario para restablecer un estado normal de salud.

Es, por lo tanto, habitual hablar de los efectos «opuestos» de las dosis grandes y pequeñas.

A la luz de estas consideraciones, una dosis homeopática pequeña es la que, sin deprimir inicialmente el organismo, estimula su poder reactivo de curación.

La única adición importante a la doctrina original de Hahnemann es la denominada «ley de Hering», en honor de su descubridor, Constantin Hering, de Filadelfia –el líder intelectual de la escuela homeopática norteamericana del siglo diecinueve.

Según la ley de Hering, al pasar la enfermedad de la forma aguda a la crónica, los síntomas se trasladan de la superficie del cuerpo a su interior, de la parte inferior del cuerpo a la superior, y de los órganos menos vitales a los más vitales. Esto también es cierto, en parte, respecto del desplazamiento de los síntomas en las enfermedades agudas. Con un tratamiento homeopático correcto, este desplazamiento se invierte, y los síntomas se trasladan entonces de los órganos más vitales a los menos vitales, de la parte superior del cuerpo a la inferior, y del interior del organismo a la piel. Los síntomas desaparecerán, además, en orden opuesto a su aparición.

Un importante corolario de la ley de Hering, y también del principio homeopático de que toda enfermedad es general, es que las denominadas enfermedades «mentales» son sólo una forma extrema del proceso morbífico general –una cuyos síntomas han penetrado: 1) profundamente dentro del cuerpo; 2) en la parte superior del cuerpo, y 3) en uno de los órganos más vitales: el cerebro. Todos los procesos morbosos tienen un aspecto mental (síntomas mentales) así como uno somático. Las enfermedades denominadas «mentales» son sólo un proceso morbífico en el cual los aspectos mentales son más prominentes que los somáticos. Como todas las experiencias homeopáticas producen tanto síntomas mentales como somáticos, las enfermedades «mentales» se tratan en la homeopatía de acuerdo con el mismo método empleado para tratar las enfermedades «físicas».

Otro corolario muy importante de la ley de Hering es que las erupciones cutáneas y las enfermedades de la piel deben considerarse manifestaciones muy positivas, signos del paso de la enfermedad del interior del cuerpo al exterior. De ahí que en homeopatía nunca se usen aplicaciones locales para el tratamiento de las denominadas «enfermedades de la piel», pues se considera que las susodichas aplicaciones actúan en forma supresora, implantando la enfermedad en el interior del organismo y llevándola a adoptar una forma crónica.

La ley de Hering es sumamente importante en la práctica homeopática, puesto que traza el curso natural que deben seguir los procesos morbíficos y curativos. Como afirmara el mismo Hering: «Sólo permanecen sanos y están realmente curados aquellos pacientes en quienes los síntomas han desaparecido en orden inverso a su desarrollo». No se justifica que el médico trate de acortar el proceso. Él debe respetar las etapas de la enfermedad. Sólo puede prescribir, basándose en los síntomas que se presenten en una determinada etapa, y esperar que el remedio prescrito conduzca la enfermedad hacia la curación.

Se desprende, por tanto, que si no se respeta el proceso natural de la enfermedad y la recuperación se causará daño al paciente. Cabe señalar que la escuela homeopática ha aprendido por experiencia que el tratamiento alopático de una enfermedad aguda puede producir en el paciente una enfermedad crónica incurable.

La interpretación homeopática de las enfermedades crónicas tiene consecuencias muy precisas en relación con la actitud que hay que tomar ante las enfermedades epidémicas o crónicas de las sociedades industriales modernas.

De este capítulo podemos extraer los ocho principios más importantes de la homeopatia:

1. Los síntomas como fenómenos positivos:
   - La reactividad del organismo a los estímulos externos;
   - la enfermedad como expresión del esfuerzo de adaptación de todo el organismo;
   - la anterioridad de los cambios funcionales en relación con los cambios estructurales y patológicos.
2. La acción bifásica de los remedios.
3. La experimentación de los remedios en el hombre sano.
4. La hipersensibilidad del organismo al remedio semejante.
5. La dosis infinitesimal; de la dosis pequeña a la ultramolecular.
6. El remedio único.
7. La ley de los semejantes.
8. La ley de Hering.

En los capítulos siguientes vamos a exponer estos principios y lo haremos con la ayuda de pruebas extraídas de la literatura no homeopática.

CAPÍTULO UNO

LOS SÍNTOMAS COMO FENÓMENOS POSITIVOS

a) La reactividad del organismo a los estímulos externos

La capacidad del organismo para responder en distintas formas y en diferente grado a los estímulos ambientales es un tópico de la medicina. El organismo se ajusta y adapta a las modificaciones de su ambiente, por medio de los sistemas endocrino y nervioso, e indudablemente a través de otros modos de regulación dinámica, aún desconocidos e inexplicados por la ciencia médica. S. Solis-Cohen escribió: «La vida es una adaptación constante de las relaciones internas a las relaciones externas... los seres vivos mantienen un equilibrio dinámico en armonía con su medio ambiente cambiante, efectuando automáticamente cambios internos para contrapesar los externos. La capacidad para efectuar dichos ajustes compensadores pronta y adecuadamente constituye la salud».(2) En sus numerosos escritos sobre el «estrés», Hans Selye supone la existencia de esta aptitud de reacción del organismo y sus componentes: «Las respuestas por estrés son reacciones homeostáticas con un fin determinado»,(3) «se entiende por estrés la respuesta no específica del organismo a cualquier demanda»,(4) «incluso una sola célula puede responder en formas cualitativamente diferentes (específicas o no específicas)».(5)

Selye sostiene que la reacción por estrés –a la que también denomina «síndrome general de adaptación»– es, en gran medida, independiente del sistema nervioso, y de alguna manera innata en los tejidos del organismo: puede producirse en plantas (que no tienen un sistema nervioso), en una extremidad de las cuales se han extraído los nervios, e incluso en un cultivo de células que crecen fuera del organismo.(6)

En cierto momento, la interacción entre el organismo y su entorno comienza a ir en detrimento del organismo; la balanza se inclina a favor del medio ambiente y en contra del organismo vivo. Los síntomas de salud se transforman aquí en lo que consideramos síntomas de enfermedad, dolorosas manifestaciones para el que las padece. Sin embargo, este estado de «mala salud», no es cualitativamente diferente del estado de salud, puesto que se trata tan sólo de una moción cuantitativa a lo largo del espectro de la interacción entre el organismo y el medio ambiente. Muchas autoridades de la medicina alopática han mantenido que la «patología» no difiere cualitativamente de la «fisiología», y que la «enfermedad» es sólo una continuación de los procesos que ocurren durante el estado de «salud». W.H. Perkins escribió lo siguiente en 1938:

> Toda función puede ser sometida a un esfuerzo (estrés) superior a los límites de lo normal; al ocurrir esto, se dice que la función alterada es anormal, y lo que lo indica es patología. Se crea así una línea indefinida entre los dos estados, que se ha dado en llamar de varias maneras: el «caso límite», el «límite de inocuidad», el «límite de tolerancia», o el «límite normal»... Debe admitirse que la enfermedad no puede definirse exactamente.(7)

Karl Menninger dijo en 1948:

> Creo que los clínicos tienden cada vez más a considerar la enfermedad como un trastorno de la economía total de la personalidad, un abatimiento pasajero de los esfuerzos del organismo para mantener una continua adaptación interna y externa a las siempre cambiantes relaciones, amenazas, presiones, necesidades instintivas y exigencias de la realidad... La verdadera patología es la inestabilidad, el desequilibrio del organismo, y cuando ese desequilibrio alcanza un grado o duración que amenaza el bienestar o la supervivencia del individuo, se lo puede denominar correctamente enfermedad.(8)

Un texto moderno proclama:

> Los síndromes mórbidos son aspectos transitorios de la reacción de todo el individuo a la totalidad de su ambiente... su manifestación está regida tanto por la relación del individuo con su ambiente social como por su contacto casual con factores etiológicos determinados. El efecto del estímulo depende en gran medida no sólo del tipo de estímulo, sino también del estado del individuo y su respuesta. Algunos se adaptan más fácilmente que otros. Estos datos nos dicen cuán poco sabemos realmente de los factores subyacentes que producen reacciones en el huésped.(9)

Y Selye escribe:

> En los libros de texto se define generalmente la salud como la ausencia de enfermedad, y viceversa. Estas definiciones se apoyan en el supuesto de que los dos estados son opuestos. ¿Lo son realmente? ¿No son más bien diferentes sólo en lo que se refiere al grado y a la posición de los fenómenos vitales que tienen lugar dentro del tiempo y el espacio?(10)
>
> La enfermedad no es una mera capitulación ante el ataque, sino también lucha por la salud; a menos que haya lucha, no hay enfermedad.(11)
>
> La enfermedad no es sólo sufrimiento, sino también una lucha por mantener el equilibrio homeostático de nuestros tejidos pese al daño infligido.(12)

Aun las enfermedades relacionadas con las bacterias, virus y demás microorganismos, dependen en gran medida, todavía poco clara, de la reactividad o susceptibilidad del organismo. Zinsser escribió que los microorganismos patógenos pueden residir en el organismo por largos períodos sin producir enfermedad manifiesta, «por lo tanto, individuos perfectamente normales pueden en ocasiones albergar organismos de este tipo, durante períodos de tiempo variables».(13)

Más recientemente, René Dubos formuló la siguiente observación:

> La capacidad de los microorganismos para producir cambios

patológicos está influida por grandes fuerzas biológicas deficientemente comprendidas hasta ahora...se conoce el esquema general del mecanismo mediante el cual los agentes microbianos llegan a sus posibles víctimas y provocan reacciones patológicas, pero lo que se conoce no se ajusta al hecho –actualmente bien conocido– de que suele haber agentes patógenos sumamente virulentos en los tejidos de individuos normales que no exhiben ni signos ni síntomas de enfermedad. Actualmente el problema más incomprensible de la microbiología médica no es ya: «¿Cómo causan enfermedades los microorganismos?», sino: «¿Por qué no causan enfermedades los agentes patógenos después de haberse establecido en los tejidos?» Lo curioso es que rara vez se hace esta pregunta, y más rara vez todavía se la somete al análisis experimental.(14)

Esta misma interpretación de la enfermedad y la salud se encuentra en la ciencia de la alergología. Warren T. Vaughan, distinguido alergólogo de la década de los treinta escribió que el estado alérgico es sólo una manifestación más extrema del estado en que se encuentra el individuo sano: «No hay diferencia fundamental entre el individuo alérgico y el así llamado no alérgico. La respuesta del individuo alérgico es de distinto grado y no de distinta naturaleza que la del no alérgico ... La alergia no es un estado patológico. Es una exageración patológica de una respuesta fisiológica normal».(15)

b) La enfermedad como esfuerzo de adaptación de todo el organismo

La homeopatía mantiene que todas las enfermedades son generales y niega la posibilidad de enfermedades «locales» o tratamientos «locales». Los síntomas del paciente representan la totalidad de su respuesta a un estímulo (agresión) morbífico determinado. El «síndrome general de adaptación» de Selye es la expresión moderna más notable de esta idea:

Lo llamé síndrome general porque lo producen sólo agentes que tienen un efecto general en importantes sectores del organismo. Lo llamé de adaptación porque estimula las defensas y ayuda de ese modo a adquirir y mantener un estado de habituación. Lo llamé síndrome porque sus manifestaciones individuales están coordinadas y son incluso parcialmente interdependientes.(16)

Otros autores alópatas se expresan con ambigüedad sobre este punto, considerando «generales» o sistémicas algunas enfermedades y «locales» otras:

Las enfermedades intestinales inflamatorias crónicas son enfermedades sistémicas incurables en las que el órgano atacado es el intestino.(17)

Desde hace más de 50 años las investigaciones sobre el cáncer han estado basadas en el concepto de que ésta es una enfermedad de las células y que, por consiguiente, su causa y su curación se han de encontrar a nivel celular... La labor realizada en los últimos decenios ha demostrado claramente que el sistema nervioso central y el sistema endocrino periférico están implicados de forma compleja en la respuesta del organismo al estrés... Este concepto requiere un nuevo enfoque del problema del cáncer –un enfoque que exige un estudio del organismo como una totalidad.(18)

Las teorías sobre la naturaleza del cáncer pueden clasificarse en dos categorías. Una considera que el cáncer es un fenómeno local, mientras que la segunda considera que es una manifestación local de un proceso o enfermedad sistémico. Aunque la primera domina el pensamiento médico actual, las teorías de la vigilancia inmunológica y del protovirus oncógeno suponen implícitamente que el cáncer representa una manifestación local de un proceso o enfermedad sistémico.(19)

La arteriosclerosis podría considerarse un prototipo de enfermedad sistémica. Se presenta clínicamente sólo por sus manifestaciones locales, como un infarto del miocardio o una apoplejía. Estas manifestaciones locales pueden estar seguidas de secuelas sistémicas secundarias, como la insuficiencia cardíaca congestiva.(20)

Desde el punto de vista homeopático, la alopatía suele ser aquí ilógica, ya que aun cuando una enfermedad se clasifique como «sistémica», el tratamiento puede ser local. Así, por ejemplo, a veces se emplean enemas de cortisona para tratar la colitis ulcerosa (una «enfermedad sistémica en la que el intestino es... el órgano atacado»).

Si se ve la enfermedad como un esfuerzo reactivo del organismo, sería logico interpretar el síntoma como una manifestación de este esfuerzo reactivo, o sea, como un fenómeno positivo y beneficioso que indica el camino hacia la salud. En la medicina alopática es bastante raro encontrar esta interpretación de los síntomas:

> Los síntomas de las enfermedades bacterianas expresan el esfuerzo hecho por los tejidos y los humores para adaptarse a las nuevas condiciones, para resistirlas y para retornar al estado normal.... Cada tejido es capaz de responder, en cualquier momento de un futuro imprevisible, a toda modificación físico-química o química del medio intraorgánico en una forma compatible con los intereses de todo el organismo.(21)
>
> Casi todos los síntomas clínicos de las enfermedades infecciosas se deben a la reacción del organismo.(22)
>
> El modo de actuar de un agente patógeno en el organismo de un huésped receptivo queda evidenciado... principalmente por las reacciones sintomáticas de parte del individuo.(23)

Selye demuestra que los síntomas de la inflamación –calor, enrojecimiento, hinchazón y dolor– son parte de la reacción de defensa del organismo que sirven para limitar y contener el daño.(24)

Pero lo más común es que la alopatía interprete los síntomas como signo de un cambio morbífico o de una alteración patológica dentro del organismo; esto, naturalmente, es lógicamente incompatible con la idea de que la «enfermedad» es una expresión de la reacción del organismo a un estímulo morbífico.(25)

Una tercera interpretación que se ve a veces en los escritos alopáticos mantiene que los síntomas son una mezcla de signos de alteración patológica y signos del esfuerzo reactivo del organismo, esto es, «los síntomas comprenden fenómenos de dos clases opuestas: a) los de alteración, y b) los de adaptación restauradora o del proceso de curación... casi desde el principio existen uno al lado del otro... el médico debe distinguir entre las dos clases de fenómenos». (25) Selye escribe: «Las reacciones que tienden a reparar el desgaste no son realmente estrés, sino respuestas al estrés. Pero en la práctica es raramente posible (si alguna vez puede serlo) distinguir claramente entre el daño y la reparación».(26)

La idea de que los síntomas representan una reacción beneficiosa se encuentra en el campo de la alergia. Warren T. Vaughan afirmaba que «la respuesta alérgica es básicamente una reacción protectora» y ofrecía la siguiente justificación:

> Cuando una sustancia nociva entra en la nariz, se la saca por medio del estornudo y la secreción de mucosidad. La tos, el espasmo de los músculos lisos y la mayor secreción del asma pueden considerarse como una tentativa de eliminación de un supuesto cuerpo extraño. El asma puede representar la primera manifestación del desarrollo de un tumor pulmonar. Esto suele ser asma verdadera y puede aliviarse con adrenalina o efedrina. Representa una reacción fisiológica, un intento de eliminar un cuerpo extraño de los pulmones. El vómito inmediato que a veces ocurre después de ingerir un alimento alergénico también es una respuesta protectora, como así también la hiperperistalsis y la diarrea relacionadas con la colitis mucosa que suele presentarse después de ingerir un alimento alergénico no repelido por el estómago. La exudación serosa de una dermatitis de contacto representa un esfuerzo para eliminar la sustancia nociva. La liquenización presente en la dermatitis crónica indica un esfuerzo para elaborar una capa protectora de la piel en el punto de contacto. La urticaria y el edema angioneurótico que afectan a las estructuras internas, en medida casi tan grande como el tegumento

visible, manifiestan un esfuerzo para diluir la sustancia alergénica en los tejidos, brindando así protección a las células vivas.(27)

Si se lleva un poco más adelante este argumento, el estado anafiláctico se percibe como una forma extrema del estado de protección, representado por la alergia:

> No existe diferencia fundamental entre la alergia clínica y la anafilaxis experimental.(28)
>
> Ha sido y todavía es nuestra opinión que la reacción alérgica es parte integral de la respuesta inmunitaria específica y representa una mayor capacidad de reacción del mecanismo protector contra el contacto con los organismos invasores.(29)
>
> Los anticuerpos no sólo se producen como un mecanismo de defensa contra los organismos patógenos invasores y sus productos tóxicos, sino que son la respuesta del huésped a la introducción de cualquier clase de material antigénico extraño, especialmente proteínas extrañas... Resulta obvio, por ende, que la producción de anticuerpos es un fenómeno biológico general y no un mecanismo especializado destinado a proteger contra la infección... La producción de anticuerpos significa no sólo protección, sino también hipersensibilización, como lo revelan la anafilaxis experimental en animales y el asma en el hombre.(30)

c) Cambios funcionales previos a los cambios estructurales o patológicos

En el pensamiento médico ortodoxo se encuentra ocasionalmente la idea de que los síntomas son cronológicamente anteriores a los cambios estructurales o a la alteración patológica, y por tanto, más importantes como guías del diagnóstico:

> Los síntomas tienden a aparecer algún tiempo antes de que se

manifiesten los signos físicos y antes de que las pruebas de laboratorio puedan detectar el trastorno fisiológico.(31)

Una irritación de la lengua y la boca del paciente pueden ser el único signo visible a simple vista de que padece una enfermedad de deficiencia nutricional. Sin embargo, se halla enfermo en todas las células de su organismo y, en realidad, ha estado bioquímicamente enfermo por un período variable de tiempo (el período prodrómico del estado de deficiencia) con anterioridad a la aparición de la primera lesión visible o microscópica.(32)

CAPÍTULO DOS

LA ACCIÓN BIFÁSICA DE LOS MEDICAMENTOS

Al interpretar que los síntomas del paciente son signos positivos de una reacción de autocuración, es lógico concluir como hizo Hahnemann que la curación se lograría por medio de cualquier medicamento o sustancia medicinal que sustente esta reacción, y fue esto lo que lo condujo a la idea de la curación por medio de los semejantes. El medicamento que, en una persona sana, provoca precisamente el conjunto de síntomas de un determinado paciente es el medicamento que curará a ese paciente.

Pero el concepto de la curación por los semejantes tiene sus complejidades. Hahnemann descubrió que toda sustancia administrada a una persona enferma o sana provoca dos conjuntos de síntomas sucesivos. Los primeros, que él denominó síntomas «primarios», se interpretarán como los efectos inmediatos de la sustancia en el organismo; los segundos, que Hahnemann llamó síntomas «secundarios», pueden considerarse como la reacción del organismo a los efectos inmediatos de la sustancia (efectos secundarios o reacción). Los síntomas «secundarios» son más o menos lo opuesto de los síntomas «primarios».

Hahnemann descubrió que la relación entre los síntomas «primarios» y «secundarios» estaba hasta cierto punto en función de la dosis. Si a un paciente se le administraba una dosis fuerte, los síntomas primarios aparecían rápidamente y eran muy marcados, mientras que los síntomas secundarios eran numerosos. Si se administraba una dosis muy pequeña, el efecto primario era mínimo y no era seguido de ningún efecto secundario importante.

Debido a esta correlación con la dosis, la acción bifásica de los medicamentos suele describirse como el efecto «opuesto» de las pequeñas y grandes dosis. Pero es incorrecto decir esto puesto que los dos conjuntos de síntomas están presentes en todos los casos y la diferencia radica en su intensidad e importancia relativas. En terapéutica, esto significa que, debido a la extraordinaria exigüidad de cada dosis del remedio, el organismo no produce ningún otro efecto secundario (acción de retorno) que el necesario para restablecer el estado de salud.

Hahnemann estableció que, si los síntomas «primarios» de un medicamento administrado a una persona sana fueran idénticos a los síntomas del paciente, los síntomas «secundarios» del remedio actuarían eliminando los síntomas del paciente y devolviéndole la salud.

El descubrimiento de Hahnemann fue adoptado por la medicina convencional a fines del siglo diecinueve y expresado en la Ley de Arndt-Schulz: «Toda sustancia tiene un efecto estimulante en pequeñas dosis, mientras que las dosis más grandes inhiben, y las mucho más grandes matan». La ley fue perfeccionada por el médico alemán Karl Koetschau en los años 1920 en la «hipótesis de los efectos tipo», que postula tres efectos típicos de una sustancia medicinal según la dosis (véase el diagrama siguiente):

1. con pequeñas dosis, un efecto estimulante (curva A),
2. con dosis moderadas, un efecto que al principio es estimulante pero luego inhibidor, y finalmente retorno eventual del paciente a la normalidad (curva B) y
3. con grandes dosis, un brevísimo efecto estimulante seguido de un efecto inhibidor intenso que lleva a la muerte (curva C).

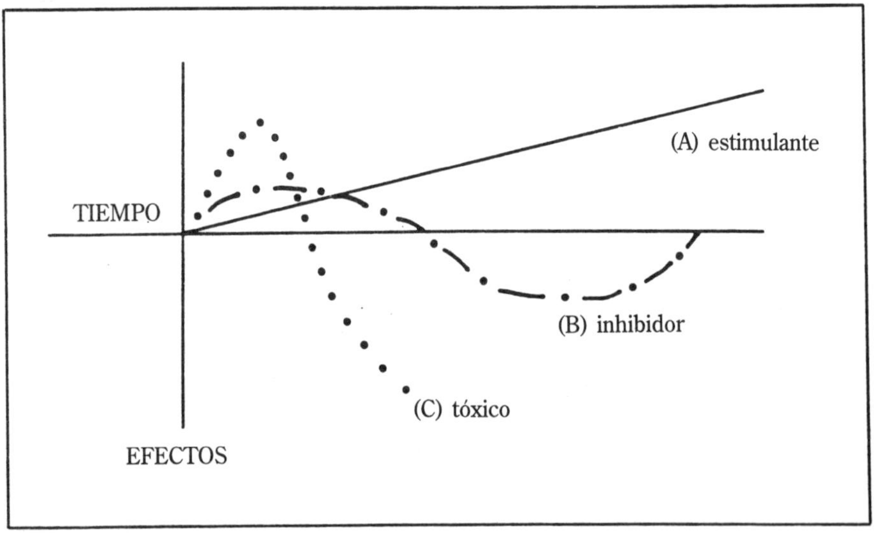

A este respecto es sabido que lo que se entiende por dosis «grandes» y «pequeñas» dependerá del medicamento empleado. Y con ciertas sustancias aparecerán las curvas invertidas (la curva A, por ejemplo, puede corresponder a una inhibición).(33)

A principios de los años 1950 Joseph Wilder propuso una reformulación de las leyes de Arndt-Schulz y Koetschau. En su «Ley del Valor Inicial» se lee lo siguiente:

> No sólo la intensidad, sino también la dirección de la respuesta de una función del organismo a cualquier agente, depende en alto grado del nivel inicial de esa función al comienzo del experimento. Cuanto más alto sea este «nivel inicial», menor será la respuesta a los agentes que estimulan la función y mayor la respuesta a los agentes que la deprimen. En niveles iniciales más extremos hay una tendencia progresiva hacia la «falta de respuesta» y las «reacciones paradójicas», o sea, una inversión del sentido habitual de la respuesta.(34)

Del mismo modo, cuanto más bajo sea el «nivel inicial» mayor será la respuesta a los agentes que «estimulan la función» y menor la respuesta a los que «deprimen la función».

Wilder hizo notar que la ley por él propuesta contradice la opinión generalmente admitida en medicina:

> Es necesario destacar que, en su mayoría, los investigadores no tienen absolutamente en cuenta los niveles iniciales. Si lo hacen, actúan suponiendo tácitamente que lo contrario a nuestra ley es cierto: v.g., que el individuo hipertenso responderá a la adrenalina con una elevación más alta de la presión que el normotenso.(35)

De modo que mientras las reglas de Arndt-Schulz y Koetschau se formularon en función de la cantidad de dosis farmacológica, la regla de Wilder se expresa en función de la sensibilidad variable de los diferentes organismos a una determinada dosis: lo que es «pequeño» para un individuo puede ser «mediano» para un segundo y «grande» para un tercero, produciendo diferentes efectos en cada uno de los individuos. En todos los casos, sin embargo, el fenómeno interesante es la «inversión del sentido habitual de la respuesta», si es o no una función de la modificación del tamaño de la dosis o de un cambio en la sensibilidad del organismo.

Selye da un ejemplo de la Ley del Valor Inicial de Wilder: mientras la estimulación excesiva de un músculo puede producir inflamación local, el trabajo muscular intenso suprime la capacidad del tejido muscular sobrecargado para inflamarse por la aplicación local de una sustancia irritante.(36)

Wilder observó en 1957 que en muy pocas investigaciones farmacológicas, si es que en alguna, se tiene en cuenta el estado inicial del organismo, aunque esto «es por lo menos tan importante como el establecimiento de los controles apropiados».(37) En efecto, la acción bifásica de los medicamentos en el organismo humano y el animal es un tema ignorado en los modernos tratados farmacológicos alopáticos. Y sin embargo, se trata de un fenómeno bastante generalizado que se menciona con frecuencia en los de los ensayos farmacológicos (y de otro tipo). Los organismos vivientes indudablemente reaccionan bifásicamente a todos los estímulos externos, no solamente a la subclase representada por los medicamentos y los rayos X. Selye observa que la «reacción al estrés» o el «síndrome general de adaptación» es bifásico: la exposición al estrés suscita primero una «reacción de alarma» a la que sigue una «etapa de resistencia». «Las manifestaciones de esta segunda etapa eran muy diferentes y en muchos casos exactamente opuestas a las que caracterizaban a la reacción de alarma.» Selye describe la «reacción de alarma» como la «alteración primaria, o lesión», mientras que caracteriza a la «etapa de resistencia» como una «alteración secundaria, o defensa».(38)

Los ejemplos siguientes son sólo una selección representativa.

En 1915 Duke dio a conocer los experimentos realizados para influir en el recuento de plaquetas en conejos inyectándoles toxinas, emulsiones bacterianas o sustancias químicas venenosas en distintas dosis. «Fue posible reducir el recuento de plaquetas mediante la aplicación de una dosis grande de cualquier agente que en dosis más pequeñas provocaba un aumento del recuento, y viceversa... Los agentes con los que fue posible producir los aumentos más rápidos y extremos del recuento, a saber, la toxina diftérica y el benzol, fueron también los que produjeron las caídas más rápidas y extremas del recuento... Por regla general, los estimulantes más poderosos son también los venenos más violentos».(39)

Se ha visto que la irrigación de corazón de gato joven con veneno de cobra atenuado (1971) tiene los siguientes efectos: una concentración de 1:150.000 estimula el latido del corazón; una concentración de 1:60.000 lo estimula ligeramente mientras disminuye la amplitud; una de 1:30.000 causa latidos irregulares de menor amplitud; con una concentración de 1:27.000 el latido se vuelve bastante irregular y la amplitud disminuye; y con una de 1:15.000 el latido se detiene por completo.(40)

En 1920 Searle encontró que el cobre coloidal inyectado en grandes dosis por vía intravenosa agrava los flemones; inyectado en dosis más pequeñas por vía intramuscular los cura.(41)

En 1940 Wolf afirmó que los extractos glandulares administrados en pequeñas dosis estimulan una actividad, mientras que en dosis más grandes actúan deprimiéndola.(42)

Seiffert comunicó en 1928 que, en pequeñas dosis, muchas sustancias empleadas en el tratamiento de enfermedades infecciosas actúan in vivo contra los microorganismos mucho más intensamente que en grandes dosis.(43)

Almroth Wright, uno de los precursores de la inmunología, señaló a principios del presente siglo que hay una gran diferencia entre las pequeñas y grandes dosis de vacuna en el tratamiento de la fiebre tifoidea. Si se emplea una dosis muy pequeña, como para causar una alteración constitucional muy leve, hay una breve fase «negativa» de actividad bactericida disminuida en la sangre del paciente. Con una dosis más grande, la fase «negativa» es más prolongada, y si se emplea una dosis de vacuna muy grande, la fase negativa es extremadamente prolongada –quizá por tiempo indefinido.(44) Del mismo modo, la medicina moderna acepta el concepto de «tolerancia» antigénica o inmunológica –o sea, de la falta de respuesta del sistema inmunitario para responder a una dosis masiva de un antígeno que, en pequeña dosis, suscitará una profunda reacción.

Alexander Fleming observó en 1946 que en los primeros trabajos sobre sulfanilamida se logró una bacteriostasis completa con un pequeño inóculo in vitro, mientras que los microbios crecían libremente si el inóculo era grande.(45) Garrod observó en 1951 que la aplicación de medicamentos quimioterapéuticos en concentraciones más bajas que las requeridas para inhibir el crecimiento de bacterias puede realmente estimular el crecimiento de esas mismas bacterias.(46) Esto sugiere que las así llamadas «superinfecciones» o la aparición de cepas bacterianas «resistentes a los medicamentos» observada en la práctica hospitalaria moderna puede deberse, en parte, a la estimulación de esas bacterias por los medicamentos quimioterapéuticos empleados tan ampliamente.

Eppinger observó en 1934 que cuatro a cinco minutos después de inyectarse adrenalina, la presión sanguínea es por un momento más baja que antes de la inyección.(47) En 1960, una carta al director del *Journal* de la AMA suscitó la respuesta de que una inyección subcutánea de 1 cc de una solución de epinefrina en una concentración de 1:1000, causa vasodilatación y una reducción del gasto cardíaco.(48)

Varios investigadores han comunicado los efectos opuestos de las dosis altas y bajas de rayos X. Duke observó esto en conexión con su trabajo sobre el recuento de plaquetas en conejos.(49) Taylor y Weld (1931) observaron que el efecto del ergosterol irradiado en el metabolismo del calcio se invierte cuando la dosis se eleva de pequeñas a cantidades más grandes.(50) Investigadores del Strangeways Laboratory de la Universidad de Cambridge descubrieron que la dosis mínima de rayos gamma suficiente para afectar la mitosis celular causaba al principio una reducción, pero que esa reducción estaba seguida de un aumento compensatorio.(51) La Agencia Internacional de Energía Atómica informó en 1963 de que el esperma de los insectos esterilizados con dosis bajas de gas mostaza tenía capacidad para fecundar más huevos de lo normal (produciendo huevos estériles).(52) Se encontró un efecto semejante en la esterilización química del macho de la mosca con afolato: el macho se volvió sexualmente más agresivo que los no esterilizados y produjo más huevos (estériles).(53)

El mismo Wilder ha citado una serie de ejemplos en apoyo de su ley.

La novocaína, que en grandes dosis estimula el sistema nervioso central, compensa, sin embargo, la fase tónica de la convulsión por electrochoque, lo mismo que la bencedrina y otras sustancias análogas.(54) Todos los órganos, y especialmente el sistema nervioso, son, hasta cierto punto, más sensibles a los estímulos en estado de narcosis, y a menudo se encuentran reacciones paradójicas; lo mismo ocurre con la respiración de las plantas bajo la influencia de diversos narcóticos, e incluso con las enzimas.(55) Dosis adicionales del mismo narcótico, o el agregado de otro narcótico en cierto momento de la narcosis (un cierto nivel inicial), invierte el efecto narcótico de la dosis previa.(56) Los tranquilizantes suelen tender a excitar al paciente en lugar de calmarlo.(57) Los ansiolíticos tienen efectos paradójicos: así, la clorpromazina puede detener la náusea o causarla, deprimir o elevar la temperatura, etc.(58) El efecto de respuesta a la dosis de anfetamina en la actividad locomotora de mamíferos, tales como la rata, adopta la forma de una función en forma de U: las dosis bajas aumentan la actividad locomotora, mientras que las altas causan una aparente reducción de las reacciones de comportamiento.(59) La cortisona y la adrenocorticotropina (ACTH) tienen dobles efectos psicóticos –tanto maníacos como depresivos.(60) La hipertensión se ha tratado satisfactoriamente con adrenalina.(61) Bajo el efecto del electrochoque o de la novocaína, la fragilidad capilar –considerada una indicación de estrés– se eleva si es inicialmente baja, pero desciende si es inicialmente elevada.(62)

Rinkel comentó en 1963 que:

> Una de las mayores dificultades... de los estudios farmacológicos y bioquímicos en general es el hecho de que la misma sustancia administrada en diferentes concentraciones por diferentes períodos de tiempo puede tener efectos diferentes e incluso bastante opuestos. Esta situación también se aplica en los estudios in vitro de las células y de sistemas enzimáticos aislados, y es más complicada aún cuando se trata de todo el organismo. Se han propuesto hipótesis químicas razonables para estas relaciones cuantitativas, pero queda para el futuro la clara comprensión de la acción de las sustancias medicinales.(63)

El fenómeno de la inversión del efecto suele ser calificado de «paradójico».

Medicamentos tales como la dextroanfetamina o el metilfenilato son estimulantes, animando el metabolismo y aumentando la agudeza mental. Cuando se usan en exceso, pueden causar estimulación excesiva, intranquilidad, insomnio, agitación, etc. Y sin embargo, se ha encontrado que estas sustancias son útiles para tratar a niños hipercinéticos. En el Informe HEW de la conferencia sobre el uso de medicamentos estimulantes en el tratamiento de niños escolares pequeños con trastornos de conducta (1971) del Ministerio de Salud, Educación y Bienestar de los Estados Unidos se observó que «mucho es lo que se ha dicho del efecto "sedante paradójico" de los estimulantes en esos niños».(64)

Un caso análogo es el consumo de café en el niño hipercinético. Schnackenberg encontró que estos niños tienden a beber más café de lo común, y cuando se les preguntó por qué respondieron: «Me calma», o «Puedo aprender mejor en la escuela».(65)

La relación entre el yodo y el bocio está llena de paradojas. Es bien sabido que la causa del bocio es la insuficiencia de yodo en la dieta. Al mismo tiempo, la administración excesiva de sales de yodo causa hipertiroidismo y mixedema con bocio.(66) Un científico actual escribe: «Un curioso efecto antitiroideo aún no explicado por completo es el producido por grandes dosis de yoduros; por ejemplo, 0,25 a 0,5 g de yoduro de potasio por día en el hombre, o varios cientos de veces su ingesta diaria normal. Este efecto se ha aprovechado en el tratamiento del hipertiroidismo».(67)

En 1969, médicos de la Hartford Burn Clinic, notificaron los excelentes efectos obtenidos con el empleo de una solución de nitrato de plata al 0,5% aplicada dos veces por día en quemaduras profundas de tercer grado. Había ausencia de dolor, control de la infección, facilidad de tratamiento, formación de escaras que se separaban sin dolor, y mejor aceptación de los injertos cutáneos. El nitrato de plata se utiliza, naturalmente, en grandes dosis para quemar erosiones del cuello del útero, verrugas, etc., de modo que su empleo en el tratamiento de quemaduras debe considerarse «paradójico». Los autores advierten que una concentración más fuerte que la indicada (0,5%) necrotizará y destruirá el tejido.(68)

El empleo de rayos X para tratar el cáncer y los tumores podría considerarse paradójico (como, en efecto, lo era cuando se introdujo inicialmente), pues se sabe que esa radiación causa tumores y cáncer. Es, quizá, significativo, que la primera persona que hizo uso terapéutico de los rayos X con ese fin fue Emil Grubbe, profesor de química y estudiante del Hahnemann Medical College de Chicago (homeopático), quien los utilizó en 1896 para tratar el cáncer mamario y el lupus.(69)

Es evidente que esta cuestión de los efectos opuestos causados por el mismo medicamento en circunstancias diferentes está lejos de haber sido agotada por la medicina alopática moderna. La homeopatía, por otra parte, elude este problema al asumir que la acción «bifásica» de los medicamentos es sólo un ejemplo de un fenómeno más general: la reacción compensatoria desarrollada por el organismo vivo ante un estímulo morbífico. En la práctica médica homeopática se trata de fortalecer y sostener esta reacción compensatoria.

Parte de la resistencia de la medicina convencional al concepto de que los medicamentos tienen una doble acción se deriva indudablemente de la suposición de que éstos no actúan en el organismo del paciente, sino en la «enfermedad» o, al menos, en el microorganismo que supuestamente causa la enfermedad.

La homeopatía siempre ha mantenido que los medicamentos actúan solamente en el organismo del paciente, estimulando una reacción. Aun en el caso de procesos patológicos relacionados con microorganismos la homeopatía considera que el medicamento estimula las defensas del organismo y éstas, a su vez, actúan para suprimir los microorganismos.

Si bien la medicina convencional se ha adherido generalmente a la primera de las opiniones precitadas, también figura allí la interpretación alternativa –homeopática– de la acción del medicamento. Durante los años 1920 y 1930, por ejemplo, se desarrolló una polémica entre los que atribuían el efecto curativo de los preparados de mercurio en la sífilis a la acción directa de éstos en la espiroqueta y los que pensaban que esos medicamentos estimulaban la reacción de defensa del huésped. Alexander Fleming escribió en 1946, después de haberse resuelto la disputa en favor de esta última opinión: «No se comprobó en ninguno de los ensayos que (el mercurio) llegara en algún momento a la circulación en concentraciones adversas a la espiroqueta, pero en vista de los resultados clínicos podemos presumir que después de un enérgico tratamiento con mercurio pasó algo que influyó en la enfermedad».(70)

Al mismo tiempo se desató un encarnizado debate sobre la acción de la quinina en el paludismo. Aunque inicialmente se consideraba que este medicamento actuaba directamente contra el microorganismo del paludismo (plasmodio), las investigaciones realizadas en los años veinte y treinta demostraron que la concentración de quinina alcanzada en la sangre durante el tratamiento (menos de 1:24.000) era demasiado baja para matar al plasmodio in vitro (1:5000).(71) Después de mucho discutirse cómo podría ser así, se abandonó finalmente el tema. En 1957 la *Encyclopedia Britannica* se refería a la quinina de la siguiente manera:

> Su modo de acción altamente específico en el parásito del paludismo todavía no se entendía claramente a mediados del siglo veinte. No previene el establecimiento de la infección después de la inoculación por el mosquito (profilaxis) ni causa una erradicación completa de los parásitos (cura parasitaria). Su única acción consiste en detener la infección, dando tiempo así a que se desarrollen los procesos de inmunidad.(72)

Este último comentario parece estar de acuerdo con la explicación que dio Hahnemann sobre la acción de la quinina a principios del siglo diecinueve.

Si bien se supone que los antibióticos empleados tan comúnmente en la alopatía moderna actúan directamente contra las bacterias u otros microorganismos, esta explicación puede ser inadecuada. Se ha demostrado que estos antibióticos tienen un efecto estimulante en el crecimiento y la salud de los animales de granja, aumentando su vitalidad y viabilidad, y esto puede explicar, al menos en parte, el efecto beneficioso de estos medicamentos observado en el tratamiento de las enfermedades.(73)

CAPÍTULO TRES

EXPERIMENTACIÓN DE REMEDIOS HOMEOPÁTICOS EN EL HOMBRE SANO (PATOGENESIA HOMEOPÁTICA)

Una vez convencido de la acción bifásica de los medicamentos en el organismo humano, Hahnemann (74) llevó a cabo un programa de experimentaciones.[1] La experimentación en personas sanas de sustancias medicinales para averiguar el poder curativo de éstas es el aporte concreto que la homeopatía ha brindado a la medicina y la base metodológica de la práctica homeopática.

Al finalizar el siglo diecinueve, se habían compilado anotaciones sobre las experiencias realizadas con unas 600 sustancias, recopiladas en las obras clásicas de Hahnemann, Constantin Hering (75) y Timothy Field Allen (76).[2] Otro texto clásico de la práctica homeopática es *Repertory of the Homoeopathic Materia Medica*, de James Tyler Kent (77), el cual se basa en parte en las recopilaciones de Hahnemann, Hering y Allen, y constituye un índice analítico de esas obras.

Estos tres voluminosos compendios, publicados entre 80 y 110 años atrás, son aún los textos fundamentales de la escuela homeopática e instrumentos indispensables de la práctica médica homeopática, lo cual, como es natural, sorprende a quienes no estan familiarizados con la homeopatía y consideran que el uso de textos tan antiguos es signo de atraso. Pero la razón por la cual estas obras perduran no es difícil de ver, pues se trata de repertorios de síntomas. Mientras que las teorías sobre la etiología de las enfermedades y la afectación patológica o bioquímica

1. En su obra básica *El Organon del arte de curar* (74a), Hahnemann da las directrices precisas respecto a las experimentaciones de los medicamentos.

2. *La Materia Medica pura* (74b) y *Las enfermedades crónicas* contienen el resultado de los experimentos que sobre los medicamentos realizó Hahnemann y constituyen la base de las compilaciones de síntomas posteriores.

de los órganos y tejidos internos varían de un decenio a otro de acuerdo con la corriente del pensamiento médico, los síntomas que manifiesta el paciente enfermo son invariables. Las personas sometidas hoy a experimentación exhibirán precisamente las mismas patogenesias observadas en el siglo diecinueve en las personas expuestas a las mismas sustancias medicinales. De aquí que los repertorios homeopáticos de la experimentación tengan tanta actualidad hoy día como cuando aparecieron por primera vez.

Pero las investigaciones sobre la experimentación no cesaron con la publicación de las obras de Hering y Allen. Desde aquella época hasta ahora, se ha experimentado con varios cientos de otras sustancias de forma más o menos exhaustiva, y esta información también puede obtenerse en las publicaciones homeopáticas.

Una notable compilación de las patogenesias obtenidas en el siglo veinte es la obra de James Stephenson titulada *Hahnemannian Provings, 1924-1959, A Materia Medica and Repertory* (Bombay, 1963), que contiene los síntomas producidos por las siguientes sustancias: Alloxan, líquido amniótico, Araneus ixobolus, Aristolochia clematitis, Bellis perennis, Beryllium metallicum, Buthus australis, Butyricum acidum, Cadmium metallicum, Calcarea fluorica, Carcinosin, Cobaltum nitricum, Corticotropin, Cortisona, Cytisus scoparius, ácido sarcoláctico, Eysenhardtia polystachia (Ortega), Guatteria gaumeria, Hedera helix, Hippuricum acidum, Histaminum hydrochloricum, Ipomea stans. cav., Laburnum anagyroides, Latrodectus mactans, Lophophora Williamsii, Magnesium sulphuricum, Mandragora officinarum, Natrum fluoricum, Ocimum sanctum, glándula pituitaria posterior, Rauwolfia serpentina, Strophanthus sarmentosus, sulfanilamida, Taraxacum, Thymol, Viscum album y rayos X. Stephenson señaló, además, que la experimentación homeopática no es de ningún modo completa: por ejemplo, sólo se han probado 41 de los elementos químicos inorgánicos y aún quedan por experimentarse más de 50.(78)

Se ha opinado a veces que el método homeopático de experimentación no es «científico» en el sentido de que supuestamente no se halla sujeto al control destinado a verificar la capacidad de observación y de notificación de los experimentadores, e incluso la honestidad con que estos notifican o dejan de notificar los síntomas. Se han expresado dudas acerca de la experimentación realizada con sustancias supuestamente inertes tales como la sílice y otras como el cloruro de sodio (sal común), presuntamente carentes de poder terapéutico.

Llevado a un extremo, este argumento concluiría por sostener que veinte o treinta volúmenes de patogenesias homeopáticas son pura invención, una fantasía de la imaginación médico-religiosa del siglo diecinueve. En efecto, la interpretación de la homeopatía dada por algunos de los historiadores de la medicina convencional no está lejos de esta conclusión.

No es difícil, afortunadamente, refutar esas alegaciones.

En primer lugar, no se puede negar que algunas sustancias, sobre todo las conocidas como «tóxicas», afectan el organismo en una forma que es típica y característica de cada uno de esos «tóxicos». Las experimentaciones homeopáticas de sustancias tóxicas, que son muy numerosas, revelan, efectivamente, los síntomas típicos de la intoxicación, y no es que los sujetos de las experimentaciones se hayan sacrificado por la ciencia, sino que cuando se administra un tóxico sumamente diluido aparecen los síntomas de intoxicación en forma más leve. Por ejemplo, la experimentación con saliva de perro rabioso (Hydrophobinum) produce síntomas como «gran cantidad de saliva espesa en la boca que me hace escupir más de lo normal» y «garganta algo irritada, dificultad para deglutir líquidos» –formas más leves de los «espumajos arrojados por la boca» y la hidrofobia del animal rabioso.(79)

En un nivel más tangible, la experimentación de estricnina (Strychnos nux vomica) produce, entre otras cosas, «hipersensibilidad a todas las impresiones», «mandíbulas contraídas», «constricción espasmódica (de la respiración)», «respiración superficial», «opresión respiratoria».(80) Y un tratado moderno de toxicología presenta los síntomas del envenenamiento por estricnina: «sensación de desasosiego» e «intensificación de la sensibilidad a los estímulos externos», «sensación extraña en los músculos de la mandíbula», «opresión respiratoria», etc.(81)

Los síntomas producidos por la experimentación de Aconitum napellus son, entre otros, «garganta roja, seca, apretada... ardiente», «sudor frío... siente que le pasan olas frías», «opresión respiratoria al menor movimiento», «ligamentos débiles y fláccidos en todas las articulaciones», «retención de orina».(82) El tratado de toxicología citado dice del acónito: «sensación de constricción y ardor que se extiende de la boca al estómago», «frío», «sensación angustiosa de opresión en el pecho», «sudor frío», «debilidad muscular», «no hay orina».(83)

La experimentación de Belladonna comprende: «pupilas dilatadas», «garganta seca, como vidriosa», «deglución difícil», «ronquera, pérdida de la voz», «alucinaciones visuales», «convulsiones», «delirio».(84) El tratado de toxicología indica: «dilatación de las pupilas», «sequedad de la boca y la garganta», «dificultad para deglutir», «alteración de la voz (ronquera)», «trastorno de la visión», «espasmos clónicos», «durante el delirio se sacude la ropa y habla consigo mismo».(85)

Si bien la experimentación de estas sustancias produjo cientos más de síntomas, el cuadro general se aproxima bastante a las descripciones ordinarias de las intoxicaciones de la literatura médica como para que no quepa duda acerca de la exactitud de las observaciones homeopáticas.

Pero luego se alegará que los venenos son un caso especial y que las sustancias no venenosas no producen semejante variedad de síntomas. La respuesta homeopática es en este caso que la distinción entre venenos y no venenos es arbitraria –no una cuestión de la esencia de la sustancia, sino puramente cuestión de la cantidad ingerida. Hahnemann escribió en 1806, que ninguna sustancia es venenosa si se toma la dosis correcta.(86) Un «veneno» es una sustancia que resulta nociva para el organismo, incluso en dosis pequeñas: al mismo tiempo sustancias que de lo contrario son tan inocuas como la sal común, pueden ser «tóxicas» si se consumen en grandes cantidades. Cuanto más poderoso es el efecto de una sustancia en el organismo vivo, más pequeña será la dosis tóxica, y con más razón, la terapéutica.

De modo que el «veneno», el «medicamento» y la supuesta «sustancia inerte» se encuentran a lo largo de un espectro –determinándose su efecto sobre el organismo por la dosis y modo de preparación, en perfecta armonía con las reglas de Arndt-Schulz y Koetschau.

En efecto, las sustancias supuestamente «inertes» empleadas en la homeopatía han sido ocasionalmente ridiculizadas. Todos saben, por ejemplo, que si se ingieren granos de arena, estos pasan a través del organismo sin producir un efecto perceptible. Pero si la arena se muele muy finamente, puede tener un cierto efecto. L.U. Gardner comunicó en 1937 que la inhalación de partículas finas de sílice por cobayos o su inyección en forma coloidal, puede tener efectos patológicos serios e incluso letales. «La sílice puede provocar todos los tipos de respuestas celulares encontradas en la tuberculosis».(87) En homeopatía se sabe que silica tiene tal afinidad con el proceso tuberculoso pulmonar que se advierte expresamente de este peligro al médico que extiende la prescripción. «En la tisis (silica) debe emplearse con cuidado, porque puede producir la absorción del tejido cicatrizal, liberar la enfermedad, delimitada, y reactivarla».(88) Se sabe que los mineros que inhalan polvo de sílice desarrollan esclerodermia (induración de la piel), poliartritis y afectación de los pulmones, corazón y riñones.(89)

En el experimento que se describe más adelante, la administración sistemática de sal común altamente diluida produjo marcada patología, disminución de peso y morbilidad y mortalidad más elevadas en el grupo sometido a la prueba.(90)

También podría objetarse la experimentación porque contiene gran cantidad de datos al parecer triviales, imputables sólo a la imaginación o a la idiosincrasia especial de la persona sobre la que se experimenta.

Esta es una cuestión teórica seria. Cuando la persona sobre la que se experimenta toma una sustancia medicinal por un período de tiempo, ¿habrá que atribuir todos los síntomas, sentimientos y sensaciones a los efectos de esa sustancia? ¿O pueden ignorarse algunos de ellos por estar relacionados con la idiosincrasia o imaginación de la persona sobre la que se experimenta?

El mismo Hahnemann estableció la condición de realizar la experimentación en personas sanas, que no sufren ninguna enfermedad. Luego, cualesquiera que fueran los síntomas manifestados por éstas después de ingerir la sustancia (hasta el final del período durante el cual se sabía que era activa), se los consideraría efectos de la sustancia.

Debe admitirse en apoyo de Hahnemann que es imposible distinguir los síntomas causados por una determinada sustancia de los que no han sido causados por ella pero que aparecen después de ingerida. Afirmar que ciertos síntomas son fruto de la imaginación de la persona en la que se experimenta no es una respuesta, ya que la sustancia podría estar actuando por obra de su imaginación. Tampoco es una respuesta decir que es el efecto de la idiosincrasia de la persona en cuestión, pues ¿quién es el que no tiene alguna idiosincrasia física o mental? Los medicamentos se utilizan continuamente para tratar a personas con idiosincrasias, y en la homeopatía los síntomas de la idiosincrasia individual son, precisamente, los más útiles de todos.

Pero, pese a este argumento teórico, los médicos homeópatas que realizan experiencias han tratado de ejercer algún control sobre los síntomas notificados. Refiriéndose al problema de asegurar la notificación correcta de los síntomas, Hering hizo el siguiente comentario:

> Nosotros no podemos, seguramente, hacer nada, excepto encontrar que algunas observaciones son más, y otras menos, probables, y naturalmente, la confirmación aumenta la probabilidad hasta que una ley superior decide... Ya hace cincuenta años que me adherí a la Escuela Homeopática y nunca he encontrado un solo experimentador que «crea» en los síntomas que ha obtenido y que no busque confirmaciones de éstos. No sólo repetíamos los experimentos una y otra vez, sino que deseábamos tener otros experimentadores, y si se les publicaban los resultados, los comparábamos ansiosamente con los nuestros. ... Lo que habíamos encontrado reiteradamente confirmado por los tratamientos, día tras día, semana tras semana, y año tras año, es lo que tomamos como base, como verdadera adquisición de la nueva ciencia; esas eran las que llamamos características de los remedios.(91)

Si la homeopatía no ha de dejar de depender de los síntomas, para apoyarse en alguna otra base (en cuyo caso cesaría de ser homeopatía), habrá que dejar en paz el método de anotación de los síntomas establecido por Hahnemann y Hering y practicado por más de 175 años. El método no puede ser tachado de intrínsecamente falso o inexacto aun cuando, como cualquier técnica de obtención y registro de datos, sea a veces difícil de aplicar. La prueba definitiva del método de experimentación es la práctica terapéutica, y la homeopatía ha encontrado que esta práctica es más que satisfactoria.

Si se necesitan más pruebas de la validez de las patogenesias homeopáticas, cabe notar que algunas de las sustancias homeopáticas se han experimentado por segunda vez en condiciones controladas, sin que las personas participantes supieran qué sustancia estaban ingiriendo. Los resultados no han hecho más que confirmar los datos obtenidos la primera vez.

El mejor ejemplo es la reexperimentación con Belladonna efectuada a principios del siglo veinte bajo los auspicios de la American Homoeopathic Ophthalmological, Otological and Laryngological Society.(92)

Para esta reexperimentación se nombró un director central y se nombraron directores regionales y adjuntos en diez ciudades principales. Participaron 50 personas, las cuales fueron examinadas por especialistas homeópatas en cada una de esas ciudades durante el curso de la experimentación. Ni esos participantes ni esos especialistas sabían que lo que se estaba reexperimentando era Belladonna. Los participantes anotaron sus síntomas diariamente e iban a discutirlos periódicamente con los especialistas. También los discutían con el director regional (que sabía que el medicamento experimentado era Belladonna).

Por lo tanto, la reexperimentación con Belladonna fue en parte «ciega» en el sentido de que las personas en las que se experimentó y los especialistas que las examinaron (que efectuaron casi toda la verificación de los síntomas) no sabían de qué sustancia se trataba. Fue, además, controlada, en el sentido de que los participantes recibieron inicialmente placebos y sólo después de unos días fueron transferidos a la Belladonna. El director dijo: «El que la persona en quien se experimenta no debe saber cuándo está tomando un medicamento y cuándo un placebo –y creo que todos estarán de acuerdo en esto– es no sólo lo más razonable, sino incluso una absoluta necesidad para el rigor científico». (93)

El resultado fue un libro de 665 páginas, de las cuales 121 contienen una lista condensada de los síntomas anotados. El conjunto de síntomas es idéntico a la patogenesia de la Belladonna que aparece en los textos del siglo diecinueve, lo cual parece indicar que los primeros experimentadores realizaron una buena labor.

En los últimos decenios se han reexperimentado otras sustancias, aunque de manera menos exhaustiva. Desde 1945 el *Journal of the American Institute of Homeopathy* ha presentado reexperimentaciones realizadas con la corteza de la quinina,(94) Thuja,(95) Taraxacum officinale,(96) Cinchona officinalis,(97) Cactus grandiflorus,(98) y otras sustancias.(99) Una vez más, los síntomas observados en las reexperimentaciones han sido semejantes o idénticos a los obtenidos en el siglo diecinueve.

CAPÍTULO CUATRO

LA HIPERSENSIBILIDAD DEL ORGANISMO AL REMEDIO HOMEOPÁTICO SEMEJANTE

Otro de los fructíferos conceptos introducidos en la medicina por Hahnemann fue el de la hipersensibilidad del paciente al remedio semejante. De esta manera explicó la eficacia de sus muy pequeñas dosis.

Y como el remedio semejante estimula el cuadro sintomático ya existente del paciente, su administración está generalmente seguida de una agravación de los síntomas.

Ambos conceptos se aceptan en la medicina ortodoxa.

La hipersensibilidad fue redescubierta en 1891 por Robert Koch, quien observó que, si bien se podía inyectar tuberculina en grandes dosis en animales normales, los animales tuberculosos reaccionaban muy violentamente aun con pequeñas dosis, y algunos morían al cabo de pocas horas.(100) La hipersensibilidad se relacionó inicialmente con las enfermedades infecciosas, pero en 1901 Portier y Richet demostraron que podía producirse hipersensibilidad (anafilaxis) mediante inyecciones reiteradas de albúmina. Se comprendió entonces que el estado de hipersensibilidad representaba la reacción del organismo a cualquier agresión externa, y no sólo a sustancias sumamente tóxicas o infecciosas.

Se la encuentra en diversas enfermedades.(101) La hipótesis de que sólo una proteína es capaz de inducir hipersensibilidad quedó invalidada con el descubrimiento de Landsteiner de que sustancias no antígenas pueden unirse químicamente a una proteína «portadora» y convertirse así en antígenos. En la actualidad el problema de la hipersensibilidad a los medicamentos aumenta el riesgo creciente de hipersensibilización de diversas maneras, y no sólo mediante la introducción de una proteína en el organismo.(102)

La hiperreactividad, o agravación de los síntomas, del organismo hipersensible cuando éste se expone al remedio «semejante» también se discute en la literatura médica alopática. Crowe, que trataba las enfermedades reumáticas con vacunas producidas a partir de bacterias relacionadas con la enfermedad, observó la sensibilidad extrema de sus pacientes –lo que le obligó a reducir las dosis a niveles mucho más bajos que los empleados al principio.(103) Walbum, quien en los años 1920 desarrolló una técnica para tratar las enfermedades infecciosas con inyecciones de metales coloidales, encontró una relación inversa entre el efecto curativo de la inyección y el grado de agravación; redujo entonces las dosis a un nivel que minimizaba la agravación y encontró que se obtenían así resultados terapéuticos óptimos.(104) La muy conocida reacción de Jarisch-Herxheimer en el tratamiento de la sífilis –fiebre, dolor de cabeza, malestar y transpiración que comienzan entre 2 y 12 horas después de iniciarse el tratamiento y perduran por un día– es indudablemente un ejemplo de agravación terapéutica de los síntomas. Este fenómeno se observó cuando se trataba la sífilis con arsenofenilamina, y se observa aún ahora en el tratamiento con penicilina.(105)

Los conceptos de sensibilidad y de agravación terapéutica de los síntomas en presencia del medicamento «semejante» son muy comunes en inmunología y alergología. En 1931 Crowe observó que el tratamiento de enfermedades reumáticas crónicas con vacunas suele provocar una agravación inicial, la cual debe considerarse un fenómeno positivo.(106) Zinsser afirmaba esto mismo en sus trabajos sobre inmunología.(107) Los autores de estudios sobre el tratamiento de la alergia sostienen que la dosis desensibilizante es la que está justo por debajo de la dosis que causa la agravación (es decir, la curva A de Koetschau en la que los «síntomas primarios» no se ponen de manifiesto y sólo se ven los «síntomas secundarios»).(108)

CAPÍTULO CINCO

LA DOSIS INFINITESIMAL – DE LA DOSIS PEQUEÑA A LA ULTRAMOLECULAR

En la mente del público la homeopatía está íntimamente asociada, sobre todo, con el principio supuestamente «ilógico» de que la potencia de la medicina aumenta con la dilución, y con el corolario de este principio: que la potencia máxima se ha de encontrar en la dosis pequeña o infinitesimal.

Estas nociones han sido blancos importantes de la crítica de los médicos no homeópatas. Y, en efecto, ambos principios son fuente de asombro para los mismos médicos homeópatas (quienes como médicos están bien informados y son plenamente conscientes de las cuestiones científicas involucradas).

a) Demostración de la eficacia de la dosis infinitesimal

La experiencia clínica con estas pequeñas dosis siempre ha estimulado la curiosidad científica de los investigadores homeópatas, quienes, desde los primeros decenios del siglo veinte, han emprendido una diversidad de experimentos físicos, químicos, botánicos y biológicos en un esfuerzo por demostrar la existencia de algún poder medicinal en ellas.

Cabe aclarar desde un principio que el uso de dosis pequeñas o ultramoleculares no es parte integral de la doctrina homeopática en el sentido de que el médico estaría obligado a utilizar tales dosis. La regla aceptada es que el médico deberá emplear la «dosis mínima» capaz de producir la respuesta deseada, y el mismo Hahnemann empleó tanto tinturas madre como medicinas, en todas las etapas de la dilución.

La dosis «infinitesimal» fue sólo un descubrimiento empírico de Hahnemann. Al administrar medicinas, de acuerdo con la ley de los semejantes, Hahnemann encontró que los pacientes reaccionaban muy violentamente (los «síntomas primarios», las curvas B y C de Koetschau), y redujo las dosis a fin de moderar la reacción del paciente.

La medicina alopática no debe asombrarse de las pequeñas dosis homeopáticas, puesto que la potencia de las cantidades minúsculas se reconoce hoy día, tanto fuera como dentro de la homeopatía. Un miligramo de acetilcolina disuelto en 1.892.500 litros de sangre puede hacer bajar la presión sanguínea de un gato; cantidades aún más pequeñas pueden afectar el latido del corazón de una rana.(109) En 1943 Florey comunicó que la penicilina pura inhibe in vitro el desarrollo de microorganismos sensibles en diluciones de 1:50.000.000 a 1:100.000.000; se observaron efectos morfológicos en estreptococos en diluciones de 1:250.000.000.(110) Fleming hizo notar que la penicilina diluida 80.000.000 veces es como una gota de agua dividida entre «más de 6000 botellas de whisky».(111) Zinsser encontró que la hipersensibilización podía lograrse con 1/1.000.000 de un c.c. de suero de caballo, y con cantidades aún más pequeñas de albúmina de huevo.(112) El cuerpo humano fabrica entre 50 y 100 millonésimas de gramo de hormona tiroidea por día, y la concentración de hormona tiroidea libre en la sangre normal es de una parte de hormona por 10.000 millones de partes de plasma sanguíneo.(113)

Hahnemann era contemporáneo de Amadeo Avogadro, quien descubrió que el número de moléculas en un mol de cualquier sustancia es $6{,}0253 \times 10^{-23}$. Una vez que la existencia de esta constante de Avogadro hubo penetrado en el pensamiento médico, la crítica de los médicos ortodoxos no se dirigió ya a las pequeñas dosis homeopáticas sino a la dosis ultramolecular, pues se hizo evidente que las medicinas diluidas más de 10^{-23} –o sea, las diluciones de 12C o 24X– estaban fuera del límite dentro del cual podría esperarse que quedara en la dilución una sola molécula de la sustancia medicinal original.

En las páginas siguientes presentaremos algunos de los experimentos realizados para demostrar la existencia de una fuerza (de índole indefinida) en las pequeñas dosis homeopáticas, incluidas las diluidas más allá del número de Avogadro.

1) Investigaciones bioquímicas

El experimento más notable llevado a cabo bajo los auspicios de la medicina homeopática para demostrar el poder de las «altas diluciones» fue el de William Boyd, de Edinburgo, publicado en 1954.(114)

A principios de los años 1930, V. M. Persson había investigado en Leningrado las microdiluciones de cloruro de mercurio a fin de determinar su efecto en la fermentación de almidón por la amilasa salival y en la lisis de fibrina por la pepsina y la tripsina, obteniendo resultados significativos en estudios con controles.(115) En 1933, repitió los experimentos y publicó nuevas observaciones que confirmaron los resultados.(116)

Los experimentos de Boyd tenían como propósito confirmar los resultados de Persson. Boyd repitió los experimentos prestando minuciosa atención a los detalles de procedimiento, después de hacer todos los esfuerzos posibles por eliminar cualquier elemento que menoscabara su objetividad como observador (la descripción de este experimento, que es, en principio, bastante sencillo, ocupa 53 páginas en el *Journal of the American Institute of Homeopathy*).

Las microdiluciones empleadas eran cloruro de mercurio 61X(10^{-61}), las cuales, de acuerdo con las teorías físicas actuales, no deberían contener ninguna molécula del cloruro de mercurio original, sino sólo el agua destilada empleada como diluyente.

En el experimento se buscaba establecer si la adición de una pequeña cantidad de una microdilución de cloruro de mercurio influía en la velocidad de la hidrólisis del almidón por la diastasa. Los frascos de control que contenían almidón, diastasa y agua destilada se compararon con frascos que contenían esto mismo más la microdosis de cloruro de mercurio. La velocidad de la hidrólisis se estudió por el método colorimétrico con un espectrofotómetro de absorción, y como los resultados mostraron dispersión biológica, las frecuencias de las diferencias se analizaron estadísticamente.

El experimento mostró que la adición de cloruro de mercurio 61X aceleraba la velocidad de la hidrólisis.

Boyd efectuó más de 500 comparaciones en varias series desde 1946 hasta 1952. El análisis fue realizado por estadísticos independientes, quienes informaron que las diferencias eran significativas (P menos de

0,001). Uno de ellos escribió: «Cada una de las series muestra una diferencia significativa respecto de los controles. Las probabilidades son realmente muy grandes. Esto significa que existe, ciertamente, una diferencia entre las soluciones y los controles.»

Se tomaron las precauciones más minuciosas posibles para evitar los errores y para asegurarse de que las condiciones experimentales permanecieran inalteradas:

La temperatura del laboratorio estaba regulada con termóstato. El aire se filtraba al entrar y se extraía con ventilador.

La temperatura de incubación de la mezcla de almidón era controlada con un margen de 0,005 grados centígrados.

Los frascos de vidrio y los recipientes utilizados se intercambiaban sistemáticamente entre los grupos experimentales y de control para excluir la posibilidad de que la absorción de cloruro de mercurio pudiera causar las diferencias observadas entre las series experimentales y las de control.

Se utilizó un procedimiento muy complejo para hervir el material de vidrio, que incluía múltiples lavados en agua destilada y la cocción en horno a 150º centígrados durante 2 horas 30 minutos.

Se empleó un procedimiento a simple ciego en el que la ayudante que añadía a la solución de almidón una dosis de cloruro de mercurio o de agua destilada no sabía qué botella contenía uno u otra hasta después de finalizada la serie.

Fue necesario formar a una auxiliar técnica durante 18 meses para ponerla en condiciones de realizar todos los procedimientos con la exactitud necesaria.

El resultado de este experimento se dio a conocer in extenso en *The Pharmaceutical Journal* (11 de septiembre de 1954), que citó lo expresado por el presidente de la Facultad de Homeopatía de Londres en el sentido de que esto «resultará ser uno de los más grandes adelantos de la medicina». También aparecieron artículos en los periódicos británicos.(117)

Médicos homeópatas han llevado a cabo, en Francia, experimentos parecidos a los de Boyd y controlados de la misma manera, aunque con diluciones «más bajas». Lacharme y colaboradores demostraron en 1965 que una dilución de 3C de Physostigma venenosa acelera la reacción de la acetilcolinesterasa.(118) Boiron y Marin demostraron ese mismo año que las diluciones decimales bajas de fluoruro de sodio influyen en la hidrólisis de la sacarosa por la invertasa.(119)

2) Investigaciones botánicas

Investigadores homeópatas han realizado numerosos experimentos botánicos bien controlados, quizá porque (como dijo un médico francés), «¿habrá alguien que pueda afirmar la existencia del efecto placebo en las plantas?»(120)

En 1923, la Sra. Kolisko era una precursora en este campo, cuando ponía en remojo semillas de trigo y de otras plantas en microdiluciones (de hasta 10^{-30}) de sustancias tales como sulfato de hierro, trióxido de antimonio y una sal doble de cobre. Ella encontró que las diluciones más bajas promovían el crecimiento, que luego se inhibía con diluciones más altas y se estimulaba otra vez con diluciones aún más altas. Tanto la medida como el peso de los brotes dieron el mismo resultado. Su trabajo continuó por varios decenios, y en 1959 se publicó una reseña completa de todos sus experimentos.(121)

Siguió a este trabajo el de Wilhelm Pelikan y Georg Unger, quienes publicaron resultados parecidos en 1965.(122) En uno de los experimentos investigaron los efectos de microdosis de nitrato de plata en el crecimiento de semillas de trigo. Se probó el efecto de 12 microdosis diferentes de nitrato de plata (8X a 19X), más un control, en la germinación y brote de las semillas; la serie se repitió 240 veces, y el análisis estadístico de los resultados mostró el efecto de las diferentes potencias. La altura de los brotes aumentó en las de 8X a 11X, luego disminuyó con la de 12X, se elevó otra vez con las de 13X y 14X, bajó con la de 16X, se elevó con las de 17X y 18X, y bajó bruscamente con la de 19X. Por lo tanto, los efectos de las potencias progresivamente «más altas» tomaron la forma de una curva sinusoidal.(123)

En 1932, Joseph Roy preparó microdiluciones de plantas de cebada, luego remojó semillas de cebada con estas diluciones antes de plantarlas. Este investigador encontró que las microdiluciones empleadas de 3C, 6C, 9C, 12C y 18C daban, en cada caso, brotes de cebada de distinto peso en comparación con los controles.(124)

Boiron y Zervudacki remojaron con agua semillas de trigo y las dejaron germinar durante tres días; luego cortaron los brotes y los remojaron con agua destilada (los controles) o con distintas microdiluciones de arseniato de sodio (AsO_4Na_2H).

Encontraron así que la emisión subsiguiente de oxígeno por los brotes estaba afectada por la microdilución utilizada: las microdiluciones de 3X, 4X y 5X eran fuertemente inhibitorias, las de 10X, 12X y 14X no tenían un efecto especial, mientras que las de 16X y 18X eran muy estimulantes.(125) Estos experimentos fueron repetidos por Boiron y Marin.(126)

Netien realizó una serie diferente de experimentos en los que utilizó como material de experimentación guisantes de plantas cultivadas en suelos fuertemente impregnados de sulfato de cobre. Después de determinar que la potencialidad de germinación (esto es, la proporción de guisantes que germinan en un período de tiempo determinado) de estas últimas era igual a la de los guisantes cultivados en condiciones normales (que sirvieron de controles), puso en remojo durante 24 horas los controles y la mitad de los guisantes experimentales en agua bidestilada, mientras que el resto de los guisantes experimentales se remojaron por el mismo período de tiempo en diversas microdiluciones (5X, 7X, 9X y 15X) de sulfato de cobre. Después de tres días, la germinación de los guisantes experimentales estaba algo más adelantada que la de los controles, pero no pudo detectarse ninguna diferencia entre los guisantes experimentales remojados en agua y los remojados en las diversas microdiluciones. Luego se remojaron los lotes de brotes en las microdiluciones que correspondían a las microdiluciones en que se habían remojado inicialmente los guisantes. El desarrollo subsiguiente de los brotes difirió considerablemente del de los controles, observándose que en todos los lotes del material experimental las raíces y los tallos se habían desarrollado mucho más. Las fotografías del autor son muy convincentes.(127) Boiron y Gravioux repitieron este experimento con semillas de trigo remojadas en soluciones arsenicales.(128)

Netien, Boiron y Marin realizaron un experimento parecido con plantas de guisantes impregnadas de sulfato de cobre y demostraron que la adjunción de microdiluciones de sulfato de cobre al medio de cultivo intensificaba la excreción de cobre de las plantas.(129)

En los Estados Unidos, la Sra. Wannamaker llevó a cabo experimentos durante varios años para comprobar el efecto de las microdiluciones de azufre en el crecimiento de plantas de cebolla. Para ello plantó en grandes bandejas plantitas obtenidas en un vivero comercial, a razón de 96 por bandeja, y añadió a las bandejas microdiluciones de azufre de 12X, 24X, 30X, 60X y 20M. También preparó varias bandejas para que sirvieran de controles. Se encontró que las microdiluciones influían de manera significativa en el peso y las dimensiones de los bulbos y plantitas de cebolla, así como en su contenido de calcio, magnesio, potasio y sodio.(130)

Wannamaker realizó experimentos parecidos en los que determinó el efecto de microdiluciones de boro en el crecimiento de las cebollas; su conclusión es que el peso y la altura de las plantas resultan afectados, así como el contenido de boro y azufre de éstas.(131)

3) Investigaciones bacteriológicas

H. Junker investigó en 1927 el efecto de varias microdiluciones en cultivos de paramecios. Añadió microdiluciones (de hasta 10^{-27}) de sulfato de cocaína, sulfato de atropina, cafeína, jugo de naranja, jugo de limón, una sal de sodio, oleato de potasio, octanol, ácido oleico, ácido clorhídrico, ácido acético, ácido úrico, sulfato de magnesio, sulfato de cobre, ácido nonílico, desoxicolato de sodio y otras sustancias, y encontró que las diferencias –determinadas en relación con las alteraciones diarias del crecimiento de cada cultivo de paramecios en función del grado de dilución de la sustancia agregada– tomaron la típica forma sinusoidal encontrada por otros investigadores.(132)

Patterson y Boyd comunicaron en 1941 la alteración de la prueba de Schick[1] de positiva a negativa luego de la administración oral de toxoide diftérico 30C precipitado con alumbre o de Diphtherinum 201C (preparado a partir del bacilo de la difteria).(133)

1. Prueba de Schick: (Bela Schick, pediatra - Viena 1877, Nueva York 1967). Inyección intradérmica de toxina de Corynebacterium diphteriae, que permite el diagnóstico indirecto de una inmunidad contra la difteria debido a la aparición de una reacción cutánea característica (Véase *Diccionario terminológico de ciencias médicas*, ed. Salvat, Barcelona 1979).

4) Investigaciones zoológicas

Krawkow fue aparentemente el primero en utilizar, en 1923, microdiluciones homeopáticas en experimentos con animales, investigando el efecto de aquéllas en la sangre que alimenta la oreja aislada de un conejo. Este investigador conectó las arterias de la oreja mediante tubos de goma a una botella que contenía lactato de Ringer y comparó el flujo del lactato con y sin la adición de diversas microdiluciones. El bicloruro de mercurio diluido 24X produjo una reducción del 30% del flujo sanguíneo en un ensayo y un aumento del 22% en otro. La histamina diluida 30X produjo una reducción del 23% del flujo sanguíneo. El nitrato de estricnina produjo un aumento del 7%, etc. Krawkow observó, además, un efecto bifásico: muchos venenos administrados en concentraciones relativamente fuertes dilataron los vasos capilares, mientras que en concentraciones más débiles los constriñeron, y viceversa. Sustancias vasoconstrictoras típicas, como la adrenalina y la histamina, tuvieron un efecto relajante en pequeñas dosis; el cloroformo, el éter y otros narcóticos que, en grandes dosis, ensanchan los vasos capilares, los constriñeron al administrarse en pequeñas dosis.(134)

Stearns, en Nueva York (1925), añadió trióxido de arsénico (Arsenicum album), nitrato de mercurio y material triturado de tumores en microdiluciones que variaban de 6X a 400X a cultivos de moscas (Drosophila melanogaster) de una cepa en la que aproximadamente la mitad de los machos morían a causa de un tumor heredado. La adición de la microdilución provocó la reducción de la tasa de mortalidad de los machos, por tumor hereditario, observándose una diferencia aproximadamente cuatro veces mayor que en los controles. De 218 cultivos distintos de larvas, 22 se emplearon como controles.(135)

Ese mismo año Stearns dio a conocer dos series de experimentos en un total de 212 cobayos, de los cuales 147 se utilizaron en el ensayo y 65 se reservaron para que sirvieran de controles. Los animales se agruparon en jaulas que contenían tres machos y 12 hembras y llevaban una vida de cobayo normal, excepto que los animales sometidos al ensayo recibían dosis diarias de cloruro de sodio en diluciones de 30X, 200X, 400X, 600X, 1000X, 1200X y 1400X en agua destilada, en tanto que los controles recibían sólo agua destilada. El ensayo se llevó a cabo durante dos años sucesivos, y duró unos seis meses en cada caso. Stearns observó que los animales sometidos a experimentación 1) perdían el apetito, 2) perdían peso, 3) eran menos activos que los controles, 4) se sentaban en posiciones extrañas, como si estuvieran perdiendo fuerza en las patas, 5) tenían un pelaje opaco y áspero, 6) tenían ojos apagados y llorosos, 7) tenían una tasa de reproducción más baja y una tasa de mortalidad más alta que los controles, y 8) tenían crías con un peso menor que las de los controles.(136)

En 1927 Koenig crió embriones de renacuajos en agua a la que le había agregado microdiluciones de nitrato de plomo o nitrato de plata, y calculó cuántos habían muerto en un período determinado. Encontró respuestas diferentes según los diferentes grados de dilución. El nitrato de plomo dio tasas de mortalidad bajas en diluciones de 1X, 2X, 3X, 13-16X, 21X, 24X y 26-29X. Se registraron elevadas tasas de mortalidad con diluciones de 5X, 8X, 20X, 23X, 25X y 30X. Aquí también se volvió a encontrar, por lo tanto, la curva sinusoidal de los efectos. Además, la dilución de nitrato de plomo de 5X y la dilución de nitrato de plata de 26X provocaron la metamorfosis precoz de todos los renacuajos.(137)

En 1929 Vondracek repitió el experimento de Koenig con agua de la ciudad de Praga y microdiluciones de cloruro de oro (de 4X a 24X). Midió la mortalidad registrada durante todo el período del ensayo, que fue de 48 días. La mortalidad se calculó según el número de renacuajos que habían muerto en cada día del experimento. Se emplearon cinco vasos de control y se encontró que la mortalidad era más alta y más baja entre los animales sometidos a experimentación que entre los controles. La curva de mortalidad era sinusoidal.(138)

En 1951 Jarricot informó haber tenido éxito con los experimentos encaminados a alterar la excitabilidad neuromuscular de corazones aislados de rana y tortuga mediante perfusión con diluciones de 18C a 118C de Iberis Amara y la dilución de 60X de sulfato de veratrina.(139)

En 1954,Boyd dio a conocer los resultados de sus experimentos de Strophanthus sarmentosus en ranas, en los que empleó un sistema de circuitos electrónicos para registrar el ritmo cardíaco y su respuesta a la aplicación directa (en la unión auriculoventricular) de una microdilución de 32C de Strophanthus. Los controles recibieron las mismas inyecciones, pero de agua destilada solamente. De las 71 ranas empleadas primero como controles y luego como sujetos de experimentación, 2 reaccionaron al agua destilada (2,8%), mientras que 35 mostraron reacción a Strophanthus (49,2%). (140)

Bagros y Boiron comunicaron en 1955 sus experimentos con microdiluciones de 30C de fluido folicular ovárico (Folliculine) para contrarrestar los efectos de grandes dosis de estradiol. Se experimentó en unas 2000 ratas (hembras), divididas en grupos de experimentación y de control. Todas las ratas recibieron inyecciones de estradiol, y las del grupo de experimentación recibieron luego inyecciones de microdiluciones de Folliculine. Los autores encontraron que las microdosis de Folliculine tenían un efecto sobre las ratas, y que este efecto era antagónico al efecto del estradiol en dosis ponderales. (141)

En esos mismos años Lapp, Wurmser y Ney investigaron el efecto de dosis infinitesimales de venenos en la eliminación del organismo de esos mismos venenos en dosis ponderales. Para ello, inyectaron cobayos con dosis ponderales pero subletales de arsénico o bismuto y luego les administraron microdosis (4C, 5C o 7C) de arsénico o bismuto; el efecto fue que aumentó considerablemente la cantidad de arsénico o bismuto eliminado en la orina. (142)

En 1961 Mouriquand y colaboradores investigaron el efecto de dosis de arseniato de sodio diluidas 7C en la normalización del índice cronáxico[2] vestibular de palomas inyectadas previamente con una dosis subletal de arsénico. Las microdosis de arsénico aceleraron la normalización de la cronaxia vestibular mientras aumentaban simultáneamente el contenido de arsénico en las heces. (143)

En 1964, dos investigadores no homeópatas que trabajaban en el Instituto Pasteur descubrieron un fenómeno parecido: en ratones en los que se indujo tolerancia a una endotoxina se consiguió que la eliminaran inyectándoles 1/10.000 de un microgramo de la endotoxina. (144)

En 1966 Cier y Boiron notificaron el efecto profiláctico de inyeccio-

2. cronaxia: término que designa la duración máxima que necesita una corriente para producir la excitación de un músculo o del nervio, siendo la corriente de intensidad doble que la reobase (Véase *Diccionario terminológico de las ciencias médicas*, ed. Salvat, Barcelona 1979).

nes de una dilución (9C) de aloxán contra la inducción de diabetes aloxánica. En ratones y conejos la inyección preliminar de aloxán diluida 9C inhibió totalmente la respuesta hiperglicémica a una inyección de aloxán de 40 mg/kg. Esta misma inyección moderó la respuesta diabetogénica a una inyección de aloxán de 60 mg/kg y se empleó satisfactoriamente en el tratamiento de diabetes inducida por aloxán.(145)

En otra publicación, estos autores presentaron fotografías de células beta, en los islotes de Langerhans de los animales de experimentación.(146)

También informaron acerca del efecto profiláctico de inyecciones intraperitoneales de suero de caballo, diluido 7C, respecto al fenómeno de Arthus inducido en conejos que recibieron inyecciones reiteradas de suero de caballo. Con diez conejos en la muestra de experimentación y diez en el grupo de control, después de 7 inyecciones todos los controles y sólo 6 de los sometidos a experimentación manifestaron el fenómeno de Arthus. De la misma manera lograron modificar la reacción de Shwartzman, por medio de una dilución (7C) de endotoxina.(147)

Julian y Launey consiguieron inhibir y modificar los efectos de una dosis fisiológica de reserpina (en ratones) mediante inyecciones preliminares de Rauwolfia serpentina diluida 7C y 9C. El mismo experimento se llevó a cabo satisfactoriamente con Cicuta virosa.(148)

Lallouette y Boyer comunicaron en 1967 el efecto inhibidor de microdiluciones de sulfuro de calcio en la inflamación y edema provocados por inyecciones de toxina estafilocócica. Otros investigadores demostraron el efecto profiláctico de microdosis de endotoxina (en cobayos) respecto a la respuesta a aerosoles de histamina.(149)

J. y M. Tetau informaron en 1969 de que habían modificado la intoxicación de ratas por Thuja mediante una inyección de Thuya diluida 9C. Primero se les enseñó a las ratas un reflejo condicionado, luego se les inyectó Thuja hasta intoxicarlas (lo que quedó demostrado por la pérdida del reflejo); el grupo de experimentación recibió entonces una inyección de Thuja diluida 9C y retornó a la normalidad (lo que quedó demostrado por la restauración del reflejo condicionado) más rápidamente que los controles.(150)

I. A. Boyd informó en 1968 acerca de la acción de una microdilución

(10^{-19}g/ml) de acetilcolina en un corazón de rana en un estudio con controles; concluyó que

> «ciertas sustancias son capaces de afectar los tejidos biológicos en diluciones que cubren gran parte de la escala homeopática de baja potencia».
>
> Observó además que «las sustancias en pequeñas cantidades pueden tener acción estimuladora en el cuerpo humano mientras que en grandes cantidades tienen el efecto opuesto, y que este efecto estimulador puede ser más marcado en los tejidos enfermos o débiles».(151)

En 1976, Van Mansvelt y Amons presentaron datos sobre el efecto del cloruro de mercurio en diluciones del orden de 0,9 x10^{-25} en la proliferación de una cepa de célula linfoblástica de ratón; la inhibición del crecimiento se detectó en niveles de hasta 0,9 x 10^{-17}, pero la curva, en lugar de ser tan plana como se preveía, tenía picos de toxicidad con diluciones de 10^{-5}, 10^{-6}, 10^{-16} y 10^{-17}. Los autores no tratan de explicar los resultados, pero los describen como una «indicación significativa de algún fenómeno aún no comprendido que necesita estudiarse más».(152)

Cualquiera que conozca la extensa serie de ensayos homeopáticos realizados en animales se sorprenderá al leer lo siguiente bajo el epígrafe «Homeopatía» en la enciclopedia recientemente publicada *Stein and Day International Medical Encyclopedia:* «Si bien muchos médicos eminentes han dado su aprobación a la homeopatía, es notable que esta teoría, cuya validez podría comprobarse muy fácilmente en experimentos con animales, nunca fue realmente sometida a esta prueba, y sólo queda por concluir que los que la practican se den cuenta de sus errores y debilidades.» Desde su origen, la homeopatía ha tenido que soportar muchas críticas infundadas parecidas a la mencionada.

5) Investigaciones en las que se aplican las técnicas de la física

Wurmser y Loch investigaron en 1948 el efecto de microdiluciones sobre la longitud de onda y la intensidad de la luz de una fuente fija.

Filtraron la luz para permitir el paso de longitudes de onda de 3800 a 4200 A; esta luz pasó a través de un receptáculo lleno de solución, y una célula fotoeléctrica registró los cambios. Los investigadores encontraron cambios mensurables con el sulfato de quinina, Taraxacum dens leonis, y Aesculus hippocastanum en diluciones de 24 X a 30X.(153)

En 1966 Stephenson y Brucato midieron los cambios de la constante dieléctrica de agua a la que se había añadido cloruro de mercurio en diversas microdiluciones (de 1X a 33X). Constataron que la constante dieléctrica se alteraba respecto del control con todas las diluciones hasta la de 33X inclusive. La constante dieléctrica correspondiente al control fluctuaba entre 6,05 y 5,60 , con un promedio de 5,83 , mientras que el pico más alto alcanzado con cualquiera de las microdiluciones fue de 4,40 , y el pico correspondiente a la microdilución de 33X fue de 3,70.(154)

En 1963 Boericke y Smith aplicaron técnicas de resonancia magnética nuclear para investigar las diferencias entre: 1) una solución de hidroalcohol ordinario al 87%, 2) una dilución de 12X de azufre preparada con sucusión en cada etapa de la dilución, y 3) una dilución de 12X de azufre preparada sin sucusión. Los investigadores pudieron distinguir (2) de (1) y de (3), y concluyeron que «por sucusión se imparte al remedio homeopático alguna forma de energía, lo que resulta en un ligero cambio del alcohol de estas diluciones. Se produce un cambio estructural en el disolvente puesto que la dinamización deriva de la tintura en alta dilución cuando el disolvente es alcohol al 87%.(155)

Al ser correcta, esta conclusión preliminar explica el efecto clínico observado en las diluciones ultramoleculares homeopáticas: el «poder» de la medicina reside en la fase del disolvente, no en el soluto.

En 1975, Young realizó más trabajos sobre resonancia magnética nuclear en el Hospital Hahnemann, de Filadelfia.

Mediante un espectrómetro de resonancia magnética nuclear Perkin-Elmer R-12 de 60 Mhz, Young observó los cambios producidos en las soluciones de alcohol y agua como resultado de la dilución y sucusión en serie. Las diluciones de azufre de 5X a 30X, con sucusión en cada etapa, mostraron cambios mensurables del espectro en cada etapa de la dilución y sucusión, y los cambios siguieron la curva sinusoidal que parece ser habitual en estas investigaciones. No se detectó la misma curva sinusoidal en las siguientes investigaciones de Young: 1) una serie de diluciones de alcohol al 87% sin agregado de soluto y con rotación en lugar de sucusión en cada etapa; 2) una serie de diluciones de alcohol al 87% sin ningún soluto y sin sucusión ni rotación en cada etapa; 3) una serie de diluciones de alcohol al 87% sin agregado de soluto y con sucusión en cada etapa; 4) una serie de diluciones de azufre con rotación en cada etapa, y 5) una serie de diluciones de azufre sin rotación ni sucusión.(156)*

* Precisiones respecto a los siguientes conceptos: disolución, disolvente, trituración, sucusión, potencia y dinamización.

En el curso de la preparación de remedios homeopáticos a partir de plantas, sustancias minerales y productos de origen animal, las sustancias de base son mezcladas con un excipiente vector (lactosa, agua, alcohol):

– los materiales solubles de base (sales, ácidos), después de haber sido disueltos en una solución acuosa o alcohólica,

– los materiales insolubles de base (minerales, plantas secas, etc...) después de pulverización (trituración) con lactosa.

Para hacer aún más tenue la masa de sustancia medicinal, los materiales de base así incorporados son «diluidos» de nuevo en el excipiente de dilución («disolvente») no medicinal (lactosa o agua/alcohol) a través de etapas bien definidas (una parte de tintura madre en 99 partes de alcohol de 90º, o una parte de sustancia de base en 99 partes de lactosa; a continuación, en la siguiente etapa, nuevamente una parte en 99 partes de excipiente no medicinal, etc...)

Pero lo importante es que durante este proceso la dilución sea intensamente mezclada:

– mediante trituración en el caso de las sustancias secas

– mediante sucusión en el caso de las diluciones en agua-alcohol.

La trituración de la sustancia de base con la lactosa se realiza según instrucciones precisas (pulverización repetida durante varios minutos) en un almirez de porcelana con espátula.

La sucusión se realiza imprimiendo a un frasco lleno con 2/3 de solución alcohólica (una parte de sustancia medicinal en 99 partes de alcohol) y sostenido en la mano, violentas sucusiones contra un objeto resistente pero elástico (un libro grueso, por ejemplo).

Este modus operandi se denomina potenciar o dinamizar, y los productos que de el se obtienen se denominan potencias o dinamizaciones.

Corresponde a Hahnemann el descrubrimiento de que esta forma de preparación exalta las virtudes medicinales de los medicamentos y que incluso sustancias que normalmente están desprovistas de acción medicinal se convierten de esta forma en medicamentos activos. La sal común constituye un ejemplo sorprendente en este sentido. Una partícula de sal común diluida sucesivamente en cierta cantidad de agua da lugar finalmente a agua pura; pero dicha dilución, dinamizada como se ha indicado antes, puede convertirse en un remedio muy activo.

6) Explicaciones teóricas de las diluciones ultramoleculares

Stephenson y Barnard han publicado varios artículos en los que bosquejan una teoría física sobre la acción de las diluciones ultramoleculares. Estos autores sugieren que la fase del agua en la solución de hidroalcohol al 87% toma una forma polimérica específica que refleja la configuración de las moléculas del soluto.

> Estas altas diluciones sacudidas representan polímeros isotácticos estereoespecíficos, impresos en el disolvente por el soluto, con características que se reproducen a sí mismas en ausencia del soluto inicial. De modo que, como en la química molecular citoplásmica, la información contenida en el soluto puede reproducirse a sí misma independientemente de su acción química. Como este proceso también puede producirse en los fluidos celulares, proporciona una hipótesis para explicar la acción clínica de las altas diluciones dinamizadas casi de acuerdo con el principio del antígeno-anticuerpo.(157)

Hahnemann encontró, por lo tanto, «un medio de separar el contenido estructural de una sustancia química de los elementos químicos que tiene asociados».(158)

Van Mansvelt y Amons, cuyo trabajo se mencionó anteriormente, también sugieren que las modificaciones de la estructura del agua utilizada para las diluciones en serie del cloruro de mercurio permitirían que la información pase de una dilución a la siguiente.(159)

Si bien esta teoría de la acción medicinal de las altas potencias es todavía una hipótesis, parece asemejarse al trabajo de Bridgman sobre la especificidad de la presión barométrica en las configuraciones de la cristalización del hielo en el agua.(160) Bridgman encontró que el agua se cristaliza en una configuración particular, según sea la presión barométrica, y que esta configuración se reproduce a sí misma, al fundirse el hielo y volverse a congelar a una presión más baja. Las altas diluciones homeopáticas parecen, pues, formar parte del área de la investigación que se ocupa del efecto de los fenómenos físicos sobre los disolventes.

b) Rechazo de la regla de monotonicidad por la homeopatía

Podría definirse como «regla de monotonicidad» el supuesto de que una dosis mayor de medicina tiene mayor efecto, mientras que una dosis menor tiene menor efecto. Esta regla fue siempre rechazada por la homeopatía, la cual sostiene que: 1) en general, el efecto se aumenta diluyendo y sacudiendo la sustancia de acuerdo con los principios homeopáticos aceptados, 2) más específicamente, el efecto mayor no es una función lineal de las etapas sucesivas de la dilución, sino que es sinusoidal.

> Los homeópatas han intentado explicar este fenómeno en relación con la mayor fineza de la sustancia medicinal activa en las potencias «más altas» –debido a su mayor grado de trituración–. Si la sustancia es más fina, ocupa una mayor superficie y, por consiguiente, el área de contacto entre el remedio y la persona que lo ingiere es también mayor. Pero esta explicación es inadecuada en vista de los estudios de resonancia magnética nuclear discutidos

anteriormente, que indican que la sucusión del remedio en cada etapa de la dilución es un paso esencial en la preparación de los remedios homeopáticos y que la fase del agua en el hidroalcohol es la portadora de la energía de las altas diluciones homeopáticas.(161)

Los homeópatas atribuyen el acrecentamiento del poder del remedio por sucusión a la transferencia física de energía al remedio. Por extraño que parezca, esta idea se ve apoyada en parte por un experimento realizado en Inglaterra en el que se compararon dos vacunas contra la gripe –una que utiliza como base una solución salina común y otra que utiliza una emulsión–. La vacuna emulsionada actuó más poderosamente y por un período más prolongado que la preparación salina, y con menos reacciones generales o locales. Aunque no se ofreció ninguna explicación de esto, la formación de una emulsión requiere un aporte de energía física (162)

Hayan o no explicado satisfactoriamente los homeópatas el porqué del poder acrecentado de las dosis infinitesimales, lo cierto es que muchas de las objeciones hechas a este principio homeopático se basan en el supuesto no comprobado de que las sustancias medicinales en grandes dosis siempre provocan una respuesta más fuerte que en dosis más pequeñas.

En un artículo publicado en 1978, S. H. Kon describió esta hipótesis de la monotonicidad como una regla «de origen desconocido, invocada sólo implícitamente, y... no definida, no expresada, y no comprobada en el caso de las curvas de respuesta (dosis repetidas)».(163) En los estudios de baja toxicidad crónica la regla no se ha comprobado y es poco razonable. Después de citar 71 referencias, Kon concluyó que «la relación estímulo-respuesta no monotónica es común en la naturaleza y bien explorada», que «la toxicidad crónica de los aditivos alimentarios a menudo es subestimada por los que hacen caso omiso de los datos experimentales que no están de acuerdo con la regla de monotonicidad», y que «se desconocen los mecanismos de toxicidad prolongada de bajo nivel».

De especial interés para los homeópatas es la observación de Kon, de que ocasionalmente los investigadores simplemente han ignorado los efectos bien documentados de la exposición a bajo nivel cuando éstos no se conforman al supuesto de la monotonicidad. Kon cita los siguientes pasajes de estudios representativos:

> Los tumores [..] se producían sólo en ratas a las que se daban dosis bajas (de propilenglicol), demostrando por lo tanto que su incidencia no estaba relacionada con la dosis.
>
> La hiperplasia focal [...] se produjo con una frecuencia que no estaba correlacionada con las dosis crecientes (de EDTA). Puede concluirse, por tanto, que no existía una relación de causalidad entre los cambios y la dosificación empleada en el experimento.
>
> Si bien la mortalidad más elevada se registró en el 1% de los animales que constituían el grupo de dosis baja (todos los animales murieron al final del experimento), no existía correlación entre el nivel de la dosis y la mortalidad. Se consideró, por lo tanto, que la ingestión de colorante (C.I., Colorante alimenticio rojo No. 5) no afectaba la supervivencia.

Los homeópatas se han quejado a menudo de que los médicos alópatas no aceptan sus resultados, porque éstos contradicen supuestos implícitos tales como la regla de monotonicidad. De ahí, que consuele saber que los investigadores rechazan a veces sus propios resultados por el mismo motivo.

Si bien Kon limita expresamente sus conclusiones a la exposición crónica tóxica prolongada, toda esta área permanece inexplorada, y su análisis arroja dudas acerca de la hipótesis de la monotonicidad con respecto a otras relaciones con la respuesta a la dosis.

CAPÍTULO SEIS

EL REMEDIO ÚNICO

Hahnemann fue un defensor del remedio único por razones prácticas y teóricas. Él pensaba que el empleo de mezclas medicamentosas llevaba a la medicación excesiva del paciente, pero, más precisamente, se daba cuenta de la imposibilidad de predecir el efecto sinergético de varios medicamentos administrados simultáneamente.

En todos los experimentos homeopáticos se utiliza, evidentemente, una sustancia o un compuesto químico único (a los que se considera sustancias simples), y nunca mezclas medicamentosas.

Este principio no ha sido adoptado por la alopatía, aunque de vez en cuando se levanta alguna voz en contra del empleo de mezclas polifarmacéuticas, por ejemplo:

> Nada podría llevar a una mayor confusión e ineficacia terapéutica que la combinación en una preparación de varios medicamentos modificadores de las funciones. Si se aumenta la dosis de la mezcla para que el modificador A produzca el efecto terapéutico máximo, la dosificación del modificador B puede ser ya altamente tóxica. Puede darse que el medicamento A se excrete rápidamente y que el medicamento B se retenga en el organismo... Los médicos para quienes todo tratamiento farmacológico es un asunto serio no emplean ya prescripciones en las que se combinan importantes modificadores de las funciones.(164)

Más típica aún es la siguiente afirmación:

> Es responsabilidad del médico sonsacar del paciente una buena historia farmacológica para enterarse de qué otros medicamentos está recibiendo y para trazar un plan racional acerca de

los medicamentos que pueden prescribirse cuando resulte indicado... A causa de la especialización, muchos médicos distintos pueden ver al mismo paciente por diferentes enfermedades(165).

CAPÍTULO SIETE

APLICACIÓN DE LA LEY DE LOS SEMEJANTES POR LA MEDICINA CLÁSICA

El principio de similitud, o de los semejantes, se aplica ampliamente en la medicina alopática, que lo considera una de las bases de la terapéutica. Todo el desarrollo de la inmunología y de la seroterapia se funda en este principio, como también una especialidad: la alergología. También hay varios medicamentos de uso común en la alopatía cuya eficacia se debe al hecho de que se emplean (en la mayoría de los casos sin saberlo) de acuerdo con el principio de similitud.

a) Inmunología y seroterapia

Puesto que nos tendríamos que extender mucho sobre este tema, que además es demasiado conocido de los médicos como para desarrollarlo aquí, nos limitaremos a citar a Emil von Behring, uno de los que fundaron esta disciplina a fines del siglo diecinueve y principios del siglo veinte. Como el párrafo siguiente lo indica, von Behring se daba cuenta de la estrecha relación doctrinal de esta disciplina con la homeopatía:

> Pese a todas las especulaciones y experiencias científicas referentes a la vacunación contra la viruela, el descubrimiento de Jenner quedó en el campo de la medicina como un «bloque errático» hasta que la mentalidad bioquímica de Pasteur, libre de toda formación médica universitaria, encontró el origen de este «bloque» terapéutico en un principio imposible de caracterizar mejor que con la palabra de Hahnemann: «homeopático».
>
> Ciertamente, ¿qué origina la inmunidad epidemiológica del carnero vacunado contra el ántrax, sino la influencia que ejerce

previamente un virus semejante por su carácter al fatal virus del ántrax? ¿Y con qué término técnico podríamos expresar con más propiedad esta influencia ejercida por un virus semejante, que con la palabra de Hahnemann «homeopatía»?(166)

b) Alergología

Este es otro tema vasto sobre el que es innecesario entrar aquí en detalle. El empleo de extractos de polen, extractos de polvo doméstico, etc., para reducir y eliminar la sensibilidad a éstas y otras sustancias es evidentemente un ejemplo de la aplicación de los semejantes y se lo reconoce como tal.

c) Utilización de sustancias medicinales de acuerdo con el principio de similitud

Hoy día numerosas sustancias se emplean «homeopáticamente» en la medicina alopática. O sea, se utilizan para tratar enfermedades cuyos síntomas son idénticos a los producidos por el medicamento en cuestión en una persona sana. Como en homeopatía suelen emplearse los mismos medicamentos para estados patológicos prácticamente iguales, hasta aquí las aplicaciones alopáticas y homeopáticas se superponen.

La alopatía no reconoce estas analogías con la homeopatía y propone varias hipótesis sobre los mecanismos fisiológicos y patológicos para explicar la acción de estos medicamentos. Sean o no científicamente válidas estas «explicaciones», que de cualquier modo varían de una década a otra, no contradicen necesariamente la ley homeopática de los semejantes –que es sólo otra manera de observar e interpretar los mismos fenómenos.

La medicina convencional se apoya pues, sin saberlo, en la ley homeopática de los semejantes para muchos de sus medicamentos más eficaces, aunque aplica esta ley de manera grosera –sin la individualización indispensable en homeopatía.

La discusión que viene a continuación comprenderá, empero, una área más amplia que la simple comparación entre las aplicaciones alopáticas y homeopáticas de los medicamentos. En ella se examina toda la serie de fenómenos reunidos bajo el concepto de los efectos «opuestos» de las dosis grandes y pequeñas, los efectos «paradójicos», etc. –en resumen, la acción bifásica de los medicamentos en el organismo vivo en función del tamaño de la dosis.

Los ejemplos siguientes son sólo algunos de los muchos que podrían mencionarse.

Colchicum, que se ha empleado desde tiempo inmemorial en el tratamiento alopático de la gota, produce numerosos síntomas semejantes a los de la gota en las experiencias homeopáticas: «hormigueo en el dedo grande del pie derecho, como si se hubiera dormido; dolor en el dedo grande del pie izquierdo, como si la uña creciera dentro de la carne; dolor en la yema del dedo grande del pie izquierdo, como si estuviera inflamado», etc.(167) Se lo utiliza homeopáticamente como uno de los remedios para el síndrome de la gota.

En la medicina alopática se ha encontrado que Colchicum es útil para tratar una rara enfermedad conocida como fiebre familiar del Mediterráneo (poliserositis paroxística familiar), caracterizada por dolores articulares artríticos y por dolores agudos en el pecho que dificultan la respiración.(168) La experimentación de Colchicum produce, además de los dolores articulares artríticos, «un violento dolor cortante en el pecho que interrumpe la respiración. Dolor lancinante, como una cuchillada, en el lado derecho del pecho», etc.(169)

Como resultado de la experimentación homeopática de Digitalis se han llenado varias páginas con descripciones de síntomas cardíacos, como «pulso filiforme, lento e intermitente. Pulso muy lento y débil. Pulso irregular reducido», etc.(170) La semejanza de la patogénesis de Digitalis a estos síntomas cardíacos es lo que llevó a que, por casi dos siglos, este fuera el medicamento favorito para ciertas enfermedades del corazón.(171)

La marihuana se ha empleado en homeopatía desde mediados del siglo diecinueve. Su patogénesis comprende «presión de atrás de los ojos hacia adelante. Oscurecimiento de la córnea... Opacidad de la córnea... Catarata».(172) Y, por supuesto, hoy se discute mucho el efecto curativo de Cannabis en el glaucoma y la opacidad de la córnea, con la observación paralela de que su modo de acción no está claro o se desconoce.(173) En 1900 el diccionario homeopático de John Henry Clarke titulado *Dictionary of Practical Materia Medica* recomendaba Cannabis sativa para los «ojos; opacidad de la córnea», en virtud de las experiencias realizadas con esta sustancia.(174)

Es sabido que el DIU con un elemento de cobre actúa de alguna manera para prevenir la concepción, presuntamente porque se van liberando diminutas cantidades de cobre dentro del sistema reproductor de la usuaria. La experimentación de Cuprum metallicum produce una variedad de síntomas en los órganos reproductores femeninos, como «espasmos», «retraso o falta de la menstruación», «violentos dolores espasmódicos», etc.(175)

En los años 1920, la medicina alopática descubrió que un derivado de Belladonna administrado en muy pequeñas dosis resultaba eficaz para el tratamiento del cólico infantil. En las experiencias con Belladonna aparecen síntomas de cólico, y desde hace largo tiempo el uso de esta sustancia es muy común entre los homeópatas para tratar los cólicos infantiles.(176)

La experimentación de Rauwolfia serpentina produce un aumento de la presión sanguínea con latidos irregulares.(177) Tanto la homeopatía como la alopatía recurren a esta sustancia para reducir la presión sanguínea. En la experimentación homeopática se manifiestan, entre otros síntomas mentales, «aumento de la excitabilidad emocional e inestabilidad del humor, alternancia de irritabilidad, excitabilidad y moderada depresión... desasosiego interno», y, naturalmente, en la medicina alopática se emplea la reserpina para tratar «estados de agitación psicóticos».(178)

Un investigador que estudió la reserpina escribió: «Aunque a la luz del presente régimen de dosificación la dosis de 1 mg diario estaba cerca de ser homeopática, los resultados eran aún lo bastante concluyentes como para demostrar que el número de agresiones y de encierros y el ruido y desorden generales de la sala se redujeron como resultado de la medicación».(179)

La nitroglicerina (conocida en homeopatía como Glonoína) fue introducida por primera vez en la medicina por Constantin Hering, quien encontró que la patogénesis de esta sustancia comprendía varios síntomas cardíacos, y decidió emplearla para tratar la angina pectoris y otras enfermedades cardíacas.(180) Un siglo más tarde esta medicina se utiliza tanto homeopática como alopáticamente en el tratamiento de la angina pectoris.

El oro metálico, cuya patogénesis incluye una serie de síntomas reumáticos y que se ha empleado comúnmente en homeopatía para tratar manifestaciones reumáticas, fue introducido en la alopatia en 1935 por Forestier, quien observó que las sales de oro aparentemente no tienen acción antibacteriana directa y deben por tanto actuar estimulando la reacción de defensa del huésped.(181) Él las probó, y declaró haber obtenido buenos resultados en más de 550 casos de artritis reumatoide, y las sales de oro aún se utilizan hoy en la medicina alopática para tratar la artritis reumatoide y otras formas crónicas de poliartritis.(182) Las preparaciones de oro también se han empleado tanto en alopatía como en homeopatía para el tratamiento de la tuberculosis.(183)

Veratrum viride, que en la experimentación homeopática produce tanto aumento como disminución de la frecuencia del pulso, se emplea homeopática y alopáticamente para tratar la hipertensión.(184)

Este medicamento ha caído en desuso últimamente en la alopatía porque la dosis terapéutica se aproxima demasiado a la dosis tóxica. Desde el punto de vista homeopático se trata, naturalmente, de una ventaja, puesto que esa característica es indicio de que la sustancia tiene un efecto intrínsecamente poderoso en el organismo y es por ende un valioso remedio si se emplea con pericia.

Las patogénesis de Stramonium y Lobelia presentan numerosos síntomas pulmonares: «respiración extremadamente dificultosa causada por una constricción muy fuerte en medio del pecho, que impide los movimientos respiratorios», «asma espasmódica», «sensación intensa de sofocación», etc., y ambos remedios se utilizan en la escuela homeopática para tratar el asma. En consecuencia, el uso de cigarrillos («Asthmador») hechos de estas sustancias como remedios inhalantes es homeopático. Algunos años atrás, la Food and Drug Administration de los

Estados Unidos de América se planteó si los cigarrillos Asthmador eran verdaderamente eficaces para aliviar el asma, probablemente porque la escuela alopática no ha aclarado cuál es el mecanismo de acción de estas sustancias, pero también quizá porque persiste la idea de que ningún medicamento que no sea caro puede resultar beneficioso.(185)

La patogénesis de la efedrina (de Ephedra vulgaris) también presenta varios de los síntomas del asma: «cualquier esfuerzo físico era causa de respiración de tipo sibilante», etc.(186) Y varias preparaciones alopáticas utilizadas hoy contra el asma tienen como base la efedrina.

La patogénesis de la adrenalina también presenta síntomas asmáticos: «sensación de constricción torácica», «depresión del centro respiratorio», «tos», «expectoración de mucosidad gelatinosa difícil de desprender», etc.(187) Y, como es natural, la adrenalina (epinefrina) se ha empleado alopáticamente para aliviar los paroxismos de asma. Sin embargo, por su acción bifásica, una sobredosis intensificará los síntomas que la medicina debería aliviar. A principios de los años 1960, varios miles de asmáticos murieron en Inglaterra a causa de una dosis demasiado grande de adrenalina aplicada mediante un envase de aerosol a presión –probablemente la epidemia más grande de defunciones yatrogénicas de la historia reciente.(188)–. Un médico homeopáta había advertido ya, en 1910, que una dosis excesiva del medicamento en bruto lleva al «aumento de los movimientos respiratorios, prontamente seguido de sofocación y muerte por parálisis medular y neumogástrica.»(189)

El dicumarol, medicamento anticoagulante alopático, se fabrica a partir de trébol (Melilotus) en descomposición que, en las experiencias homeopáticas, produce una variedad de hemorragias, especialmente nasales y pulmonares.(190) En consecuencia, este medicamento se emplea en homeopatía para impedir las hemorragias, y no para impedir la coagulación de la sangre.(191)

Hace algunos años se publicó en el *New England Journal of Medicine* un artículo en el que se describía un experimento que demostraba la ley de los semejantes. En él se utilizaron tres sustancias –ceruleína, colecistoquinina y pentagastrina– conocidas por su capacidad para estimular la secreción del jugo gástrico. Cuando se estimuló la secreción mediante administración intravenosa de pentagastrina, se constató que la adición de cualquiera de las otras dos sustancias al gotero inhibía la secreción en lugar de reforzar (como se anticipaba) el efecto de la pentagastrina.(192) En un editorial titulado «Tratamiento de los semejantes con semejantes» el director de la revista observó que «a primera vista podría suponerse que la gastrina, la colecistoquinina y la ceruleína, con idénticas secuencias terminales de péptidos y funciones superpuestas, ejercerían un efecto aditivo si se liberaban o administraban simultáneamente. Es muy evidente, sin embargo, que no es necesariamente así, sino que, por el contrario, estas sustancias suelen actuar en forma antagónica...»(193)

> Los que estudian la historia de la medicina saben que el cornezuelo de centeno –un hongo que crece en el centeno en condiciones de humedad– causa ergotismo, enfermedad también conocida en algunas partes como «fuego de San Antonio», que se manifiesta por constricción de los vasos sanguíneos, especialmente en los brazos y piernas, y gangrena progresiva. Un historiador describió esta enfermedad de la siguiente manera: «Corría por brazos y piernas un escalofrío helado, al que seguía una sensación atormentadora de ardor. Como consumidas por un fuego interno, las extremidades se ponían negras, para luego resecarse y separarse del cuerpo. Algunos de los afligidos por la enfermedad morían, pero muchos se recuperaban y, mutilados y deformados, incluso por la pérdida de todas las extremidades, les restaba tan sólo el tronco y la cabeza... Todavía en el siglo dieciocho, el hospital de la Orden de San Antonio, en Viena, conservaba una colección de extremidades resecas y ennegrecidas de los enfermos que allí habían recibido socorro.»(194)

Los síntomas de la intoxicación por cornezuelo de centeno (y, en consecuencia, la patogénesis de este hongo) son: entumecimiento de manos y brazos con pérdida de sensación, hinchazón dolorosa, espasmos, sensación de ardor, contracción de los dedos, etc., y los homeópatas han recurrido por largo tiempo al cornezuelo (Secale cornutum) para tratar la gangrena, la enfermedad de Raynaud y dificultades circulatorias de diverso tipo.(195) En 1933, un médico alópata comunicó que había tratado con buenos resultados varios casos de enfermedad de Raynaud con pequeñas dosis de cornezuelo, y que algunos de los pacientes manifestaron agravación de los síntomas por un breve período después del inicio del tratamiento.(196) Y en los años 1940, se introdujo en la alopatía una medicina derivada del cornezuelo (hidergina) para el tratamiento de la claudicación intermitente y la enfermedad vascular periférica.(197)

La patogénesis del cornezuelo de centeno también presenta una variedad de dolores de cabeza, y en el siglo diecinueve la escuela homeopática fue la propulsora del uso del cornezuelo para los dolores de cabeza.(198) Hoy día, compuestos derivados del cornezuelo como el maleato de metisergida y el tartrato de ergotamina se emplean en la alopatía para tratar la migraña y otros tipos de cefaleas.

Incluso los síntomas alucinatorios del ácido lisérgico (un derivado del cornezuelo) se predijeron ya en las experiencias homeopáticas del siglo diecinueve, y la sugerencia (alopática) de que la esquizofrenia debería tratarse con ácido lisérgico es una aplicación demasiado cruda de la ley de los semejantes.(199)

Los venenos de serpientes e insectos tienen un efecto muy poderoso en el organismo del hombre y de los animales, y por ese motivo se los incorporó a la homeopatía desde un principio. Una de las primeras obras de Hering, escrita en 1837, versaba sobre este asunto.(200) Algunos decenios más tarde la alopatía también se dio cuenta de la importancia que tienen para la medicina los venenos de serpientes e insectos, utilizados hoy por ambas escuelas.

La patogénesis del veneno de serpiente de cascabel (Crotalus horridus) presenta numerosos síntomas pulmonares y torácicos: «tos con expectoración sanguinolenta, cosquilleo en un punto seco de la laringe», etc.(201) Actualmente, ambas escuelas tratan el asma bronquial y las enfermedades de las vías respiratorias superiores con veneno de serpiente de cascabel.(202)

El veneno de cobra (Naja tripudians) se emplea en homeopatía desde el siglo diecinueve para tratar el daño sufrido por el músculo cardíaco después de una enfermedad infecciosa o un ataque cardíaco.(203) En una publicación reciente se menciona el uso alopático de una fracción de veneno de cobra para tratar el infarto de miocardio. (204)

La patogénesis de esta sustancia también presenta una variedad de dolores faciales: «dolor en la sien izquierda y en la región orbital izquierda, extendiéndose al occipucio», etc., y ambas escuelas la emplean para tratar la neuralgia del trigémino.(205)

Una de las aplicaciones más comunes de los venenos de serpientes se basa en el efecto de éstos en la coagulación de la sangre. Se trata de un efecto bifásico –promueven o inhiben la coagulación según el tamaño de la dosis, como lo demostró un investigador en 1904.(206)–. Los homeópatas tienden a emplear estas sustancias por sus propiedades anticoagulantes (en la flebitis, tromboflebitis, etc.), mientras que los alópatas parecen emplearlos más por sus propiedades coagulantes (en hemorragias, hemofilia, prevención del fenómeno de Schwartzman, etc.).(207)

La patogénesis del veneno de abeja (Apis mellifica) presenta varios de los síntomas de la artritis y el reumatismo, y el veneno de abeja se utiliza para tratar la artritis y el reumatismo en ambas escuelas.(208) Otras indicaciones de la homeopatía para el empleo de veneno de abeja son edema y nefritis, y en la literatura alopática también se encuentran comunicaciones sobre el tratamiento de estas enfermedades con veneno de abeja.(209)

Los «efectos secundarios» (alopáticos) de un medicamento, los cuales representan el efecto tóxico que a la larga produce un medicamento en el organismo del paciente, son el equivalente aproximado de la patogénesis homeopática. Por consiguiente, los «efectos secundarios» indicarán a menudo el área de aplicación del medicamento. La quinina, por ejemplo, si se administra por largos períodos, causa irregularidades en el latido cardíaco, y los homeópatas han utilizado la quinina durante más de un siglo para tratar algunas arritmias cardíacas.(210) La alopatía descubrió la utilidad de la quinina para tratar la fibrilación auricular en 1912.(211) La estreptomicina se introdujo a mediados de la década de 1940 para tratar la tuberculosis y se vio inmediatamente que provocaba diversos síntomas auditivos: sordera, vértigo y ruidos relacionados con el oído. A raíz de esta observación, a fines de los años cuarenta investigadores de las escuelas homeopática y alopática comenzaron a administrar estreptomicina en el tratamiento del síndrome de Ménière.(212) Se sabe que el medicamento aloxán (mesoxalilurea), empleado por investigadores alópatas en diversos experimentos sobre nutrición, causa diabetes, y ha sido administrado con buenos resultados por médicos homeópatas para tratar esa enfermedad: la glucosuria desaparece y la concentración de azúcar en la sangre retorna a la normalidad.(213)

Se sabe que muchos medicamentos prescritos en el tratamiento alopático del cáncer son carcinogénicos.(214) La aparición de tumores y cánceres secundarios en pacientes sometidos a tratamiento anticanceroso presenta una analogía sorprendente con la aparición de «sobreinfecciones» en pacientes con enfermedades bacterianas sometidos a tratamiento con sustancias antibacterianas. En ambos casos el efecto «semejante» de las medicinas administradas intensifica la misma enfermedad que se está tratando.

Aunque podrían ofrecerse numerosos ejemplos más, los ya presentados son suficientes para demostrar que el empleo homeopático de los «semejantes» puede ser apoyado por muchos datos obtenidos en la práctica alopática.

Cabe decir que los paralelismos aproximados entre las patogénesis homeopáticas y las entidades patológicas alopáticas en que se utilizan estos medicamentos no deberán considerarse análisis exhaustivos de las indicaciones homeopáticas para estos remedios. Se trata sólo de sugerencias acerca de los distintos tipos de estados mórbidos en que estos medicamentos pueden administrarse homeopáticamente, siempre que los síntomas restantes del paciente sean conformes a la patogénesis de la sustancia medicinal.

CAPÍTULO OCHO

LA LEY DE HERING Y LAS ENFERMEDADES CRÓNICAS

El concepto de enfermedad crónica es sumamente importante en la doctrina homeopática. Ya se ha mencionado la ley de Hering respecto a la evolución de los síntomas, y cómo rige ésta la relación entre la enfermedad aguda y la crónica y entre la enfermedad somática y la mental. Los médicos homeópatas, basándose en su experiencia con esta ley y sus efectos, atribuyen gran parte de las enfermedades crónicas actuales al empleo indiscriminado de medicamentos que tienen un efecto supresor en los estados agudos y los transforman en crónicos.

La inquietud manifestada por los médicos homeópatas está enteramente justificada. La mitad de la población estadounidense tiene alguna enfermedad crónica, a consecuencia de lo cual más de 30 millones (aproximadamente 1 de cada 8 habitantes) ven menoscabada su movilidad.(215)

De los 31 millones que ven reducida su movilidad, el 15,5% tienen enfermedades cardíacas; el 14,1%, artritis o reumatismo; el 9%, lesiones en la espalda o en la columna vertebral; el 6,7%, lesiones en las extremidades inferiores o en la cadera; el 5%, asma o fiebre del heno; el 4,8%, disminución de la visión; el 4,6%, hipertensión sin compromiso cardíaco, y el 4,4%, un trastorno mental o nervioso.(216) A esta lista habrá que agregar los diversos tipos de cáncer considerados enfermedades crónicas por la homeopatía y causantes de la muerte de 350.000 estadounidenses en 1973 y de más de 470.000 en 1980.(217) Se prevé que al finalizar el siglo morirán de cáncer 500.000 norteamericanos por año; uno de cada cinco hombres y una de cada cuatro mujeres desarrollarán esta enfermedad.(218)

Las enfermedades crónicas y su creciente incidencia han sido objeto de diversas explicaciones y teorías propuestas por la alopatía. Pero se ha prestado poca o ninguna atención a la posibilidad de que sean en parte el resultado del tratamiento médico incorrecto de los estados agudos.

Tal como lo indican los siguientes pasajes de la literatura homeopática, esta escuela mantiene que el médico tiene que respetar la evolución y estadios naturales de la enfermedad del paciente –a riesgo de transformar los estados agudos en crónicos–, por ejemplo:

> Las erupciones cutáneas son, para Hahnemann, la manera que tiene la naturaleza de calmar una enfermedad interna que amenaza órganos vitales desarrollando para ello una enfermedad local externa con el objeto de mantener enferma esta parte no esencial [...] Con respecto a las afecciones locales, incluso en las tradiciones populares existe la creencia de que es peligroso curarlas localmente. Siempre hubo alguna anciana (en el pasado, por lo menos) que protegía celosamente su «pierna mala» porque había padecido, o conocía, las calamitosas consecuencias resultantes de curar una enfermedad como esa. Y no se nos ha dicho más de una vez: «Él primero tenía una erupción en toda la espalda, y cuando se le curó, le volvió el asma: ¡él sabía que era eso!»Tanto es así que cuando uno tiene un nuevo paciente con asma, la pregunta habitual es: «¿Cuándo tuvo una erupción?» «Nunca», y la próxima vez: «Usted me preguntó sobre una erupción y yo le dije que nunca la había tenido, pero ahora me acuerdo.»(219)
>
> El remedio homeopático pondrá de manifiesto muchas formas de supresión, como la reaparición de erupciones cutáneas suprimidas por diversas pomadas, enfermedades catarrales y secreciones gonorreicas suprimidas por inyecciones, seguidas de trastornos reumáticos. Secreciones leucorreicas detenidas por tratamientos locales, seguidas de trastornos ováricos y uterinos. Los síntomas desaparecerán en orden inverso al de su aparición: esto es, con el tratamiento homeopático, el último síntoma que se presenta es el primero que se va [...] El retorno de los primeros síntomas es una de las mejores señales de que uno está realmente curando al paciente y de que no hay que impedirlos, como lo muestra el caso siguiente (220):
>
> La señorita D., de 51 años, tuvo durante años un tumor en el

pecho izquierdo que siguió creciendo y empezó a doler [...] En la primera revisión encontré un tumor duro, del tamaño de una manzana, adherido a la piel del pecho izquierdo, con gran retracción del pezón y a veces dolores urentes y puntadas dolorosas. Durante años la había atormentado un acné facial que desapareció hace tiempo. A esto le siguió un rápido crecimiento del entonces pequeño tumor [...] Se le dio una dosis de Sulphur 12C todas las noches; se le reguló la dieta y se le cubrió el pecho con algodón. Después de dos meses la paciente informó que el acné facial había vuelto a aparecer y que tenía toda la espalda cubierta de acné. Los dolores del pecho se habían aliviado mucho y el tumor parecía volverse más pequeño. Interrumpí la administración de Sulphur y le regulé la dieta. Al mes encontré que el tumor realmente se había reducido y que el dolor prácticamente había desaparecido. Durante el mes siguiente se redujo al tamaño de una haba. Ahora, después de 13 años, la paciente está todavía completamente bien y nunca ha tenido ni la más leve recidiva.(221)

El caso siguiente ilustra la importancia de dejar que los trastornos internos se eliminen por la piel en lugar de suprimirlos con tratamientos aplicados directamente sobre la piel. También ilustra el concepto homeopático de «agravación» discutido anteriormente.

Aproximadamente dos años atrás un hombre de unos cuarenta años vino a mi consultorio. Desde hacía seis meses había recorrido consultorios de dermatólogos y había visitado a 7 u 8 de los más conocidos de Nueva York y Brooklyn. Había probado, sin ningún resultado, lociones, ungüentos, medicamentos orales, inyecciones y demás. Siempre usaba guantes blancos de algodón porque la erupción pardo-rojiza que le había salido en ambas manos emitía un olor fétido y estaba siempre húmeda. Tenía que cambiarse los guantes por lo menos 3 o 4 veces por día, y temía aproximarse a sus clientes por el estado de sus manos [...] Tenía miedo de perder el juicio y contemplaba la posibilidad de suicidarse.

Las cuidadosas preguntas que se le hicieron no revelaron discordias conyugales, aunque admitió falta de interés en las relaciones sexuales. Negó que él o su familia padeciera alguna enfermedad venérea [...] Pese a negar que hubiera una historia de lúes y declarar que los resultados de los análisis de otros médicos eran negativos, el agotamiento y aspecto demacrado del paciente, el cuadro mental y la necesidad de estímulo alcohólico, junto con las modalidades[1], me llevaron a adoptar Syphilinum como medicamento de elección.

El paciente nunca había recibido anteriormente tratamiento homeopático, de modo que se le advirtió que el medicamento que iba a recibir era muy potente y podía empeorarlo mucho entre las 24 y 36 horas siguientes... Afortunadamente, la advertencia surtió efecto, porque, como me contó una semana después, aproximadamente a las 18 horas de haber tomado el remedio se sintió muy mal. De sus manos manaba líquido en tal cantidad que no podía usar guantes, y el ardor se volvió intenso. Se asustó tanto que habría buscado otro médico si no hubiera recordado que yo le había dicho que a una fuerte reacción le seguiría una rápida curación. Después de seis horas de intenso sufrimiento, se sintió aliviado y al cabo de una semana apenas quedaban indicios de la terrible enfermedad que había tenido. En los casi dos años pasados desde su recuperación los síntomas no han retornado [...].(222)

Como la alopatía ignora la ley de Hering y sus implicaciones, la literatura no discute este concepto sistemáticamente, pero, aun así, ocasionalmente se encuentran opiniones incidentales que la ilustran.

Tuft escribió en 1931:

1. Modalidad: Indicar las modalidades exactas permite precisar los signos y síntomas de un enfermo. A menudo es gracias a esto como se puede reconocer la verdadera individualidad de un caso patológico. Por ejemplo:

–¿En que momento aparece tal signo o tal síntoma?

–¿Debido a qué se modifica tal signo o tal síntoma (mejoría o agravación)?

–¿Cuáles son los fenómenos acompañantes?

> En enfermedades exantemáticas agudas como el sarampión, escarlatina, viruela, o varicela, siempre se ha considerado que la presencia de una erupción cutánea bien manifiesta es un buen pronóstico, y no era raro que, si la erupción era ligera, se tomaran medidas para que apareciera con más fuerza [...] Además, es bien sabido que en la sífilis los pacientes con manifestaciones primarias o secundarias marcadas prácticamente nunca desarrollan complicaciones viscerales o nerviosas graves, y que una dermatitis siempre parece ofrecer un pronóstico favorable en pacientes con sífilis visceral. Finalmente, es un hecho clínico que los pacientes con tuberculosis cutánea raramente desarrollan afección pulmonar. Todo esto es indicio de que la piel, además de brindar protección puramente mecánica, aparentemente tiene una función biológica específica destinada a proteger los órganos internos de los agentes patógenos [...] (223)

Zinsser comunicó en 1939 «indicios que sugieren que, en virtud de su composición química, la piel poseería la función de extraer sustancias tóxicas introducidas en el organismo [...] esto explica [...] una variedad de reacciones dérmicas como eritema tóxico, urticaria, etc.» (224)

La relación comúnmente observada en la práctica alopática entre la gonorrea y la artritis gonocócica, o el reumatismo y la cardiopatía reumática, es también prueba del cumplimiento de la ley de Hering. En el tratamiento de la fiebre reumática, los homeópatas tratan primero de eliminar los síntomas cardíacos. De allí que las articulaciones estén más dolorosas e inflamadas, pero retornan a la normalidad si se continúa el tratamiento. James Tyler Kent escribió:

> En casos de reumatismo cardíaco se encuentra, si el paciente se está recuperando, que el reumatismo le ataca las rodillas, y quizás diga: «Doctor, yo podía caminar por toda la casa cuando usted vino a verme la primera vez, pero ahora no puedo caminar, debido a que mis articulaciones están tan inflamadas.» Si el médico no sabe que esto es señal de recuperación, extenderá una

prescripción que hará desaparecer el reumatismo de los pies y las rodillas para retornar al corazón y causar la muerte del paciente; y apenas hace falta decir que esto no lo sabe el médico tradicional, quien recurre a su único plan ordinario de tratamiento y de la manera más inocente mata al paciente.(225)

Los conceptos «supresión» y «rebote», comúnmente encontrados en la literatura alopática, son una prueba más de la verdad de la ley de Hering.

Por «supresión» se entiende que los síntomas pueden desaparecer mientras el proceso patológico continúa. Así, en un trabajo reciente sobre el tratamiento de la sífilis se lee: «Es posible que en muchos casos la sífilis se suprima, pero posiblemente no se cure, a causa del difundido y no siempre discriminado uso de antibióticos».(226) La consecuencia de esa supresión es el desarrollo de secuelas neurológicas en los pacientes que reciben tratamiento de antibióticos para la sífilis, tal como lo ha sugerido Vithoulkas en un trabajo reciente.(227)

Pero, si se interrumpe la medicación que causa la supresión, los síntomas suelen reaparecer en forma más intensa y violenta que antes del tratamiento. Este fenómeno, conocido como «rebote», ocurre en muchas situaciones terapéuticas.

Un efecto común del tratamiento de la dispepsia crónica con medicinas alcalinas es el «rebote ácido» –un grado todavía más alto de acidez gástrica (de ahí que en un tiempo el tratamiento homeopático común para la acidez gástrica fuera con medicamentos ácidos).(228)–. El uso de corticosteroides fluorados para tratar ciertas enfermedades de la piel lleva con frecuencia al «rebote» de la enfermedad, en el que ésta se intensifica después del cese del tratamiento. En 1973 Burry escribió: «El acné rosácea se suprime con estos esteroides sólo para "rebotar" una vez quitados éstos. Si se sigue aplicando el esteroide, los síntomas se alivian y la inflamación de rebote queda controlada, lo que lleva al uso prolongado que promueve y extiende una afección parecida a la rosácea e inducida por esteroides, compuesta de eritema, edema, pustulación y telangiectasia.»(229) Refiriéndose al tratamiento de la fiebre reumática con esteroides, Feinstein escribió: «Con toda probabilidad, los rebotes representan la apariencia clínica del estímulo inflamatorio "acumulado" cuya expresión manifiesta había sido previamente suprimida por el tratamiento antiinflamatorio.»(230) Igualmente el uso de sedantes para calmar a los niños hiperactivos tiene el efecto de volverlos aún más hiperactivos una vez interrumpido el tratamiento.(231)

La alopatía reconoce, por lo tanto, los fenómenos de «supresión» y «rebote», pero los interpreta en forma diametralmente opuesta a la aceptada por la homeopatía. La alopatía considera que los síntomas son intrínsecamente nocivos por tratarse de signos externos de un proceso morbífico interno; de allí que su supresión esté justificada, y el «rebote» significa tan sólo una reaparición de la «enfermedad» subyacente. La homeopatía, en cambio, considera que los síntomas son, en casi todos los casos, fenómenos beneficiosos; su supresión significa entonces suprimir el esfuerzo autocurativo del propio organismo. El «rebote» significa, a su vez, el desesperado intento del organismo por imponer su poder curativo contra la «enfermedad» y contra el medicamento supresor inadecuado.

Todo esto trae a la memoria los comentarios expresados en 1963 por Dickinson W. Richards, Premio Nobel de medicina y profesor emérito del College of Physicians and Surgeons de la Universidad de Columbia. Al referirse a los efectos tóxicos de muchos medicamentos modernos, Richards preguntó:

> ¿Estamos realmente tratando de colaborar con la naturaleza o de actuar contra ella y de controlarla?... Parecería que el hombre sigue adelante, muy contento de que algún día conquistará la naturaleza y tendrá el control de todo su poder. Quizá pueda hacerlo. Por otra parte, hay crecientes indicaciones de que la está pervirtiendo y no de que la esté controlando... Su poder se ha extendido tanto que la misma naturaleza, bastante protectora antes..., parece haberse vuelto bastante vengativa. Al menor desatino del hombre en sus extensas y complejas reconstrucciones físicas o fisiológicas, la naturaleza se da vuelta en forma imprevisible y exige un castigo de tipo masivo.(232)

A veces, sin embargo, no ocurre ningún «rebote». Mientras la enfermedad no se ha curado, los medicamentos empleados han impuesto una forma nueva diferente en los esfuerzos curativos del organismo, desviándolos hacia otros canales. Esto es lo que se llama «enfermedad crónica inducida por medicamentos».

El desarrollo incipiente de este proceso se ve en las tan discutidas «reacciones adversas», o los «efectos secundarios» de las sustancias terapéuticas. La literatura sobre este problema es muy extensa y no es necesario ofrecer aquí una recapitulación. Pero, aunque extensa, no se ha extendido lo suficiente. En efecto, como ya han observado Gardner y Cluff, los estudios sobre los «efectos secundarios» y las «reacciones adversas» no abordan los «efectos adversos tardíos» de los medicamentos, como: 1) la función de los medicamentos en la etiología de la exacerbación de las enfermedades «autoinmunitarias», o degenerativas; 2) la función de los medicamentos como agentes oncogénicos, y 3) el efecto de los medicamentos en la mortalidad fetal y su acción teratógena.(233)

Sería lógico suponer que los «efectos adversos tardíos» del uso indebido de fármacos son parecidos a los efectos observados a corto plazo. Y los típicos «efectos secundarios» a corto plazo de los medicamentos son el desarrollo de tumores y cáncer, dificultades cardíacas y circulatorias, artritis y reumatismo y otros trastornos degenerativos. Existen, por lo tanto, pruebas suficientes a primera vista para creer que la actual epidemia de enfermedades crónicas de los países industrializados se debe, al menos en parte, a la –ya observada– prescripción excesiva de medicamentos en estas mismas sociedades. Las enfermedades yatrogénicas se están convirtiendo en enfermedades crónicas.

Bien vale la pena considerar al menos la verdad de la ley de Hering y su relación con este problema.

El moderno debate en torno de las enfermedades crónicas principales pone de relieve el misterio que rodea al mecanismo causal de éstas:

> Con excepción de la gota, no se conoce ni la causa ni la cura de la incapacidad articular crónica.(234)
>
> Existen numerosas teorías sobre la etiología de la colitis ulcerosa, pero pocos hechos establecidos.(235)

> La bronquitis es una enfermedad crónica de la que se desconoce la causa.(236)
>
> Ahora, naturalmente, no conocemos la causa (de la colitis ulcerosa y la enfermedad de Crohn). Se trata de desórdenes descritos como idiopáticos o no específicos, y esta terminología refleja nuestro limitado conocimiento.(237)

En cuanto al cáncer, en 1975 la National Academy of Sciences de los Estados Unidos de América escribió lo siguiente:

> La enormidad de nuestra ignorancia sobre el cáncer se destaca menos de lo que se merece. Mucho se ha hablado sobre las materias de investigación que actualmente parecen prometedoras –la virología, la inmunología celular y la genética, por ejemplo– pero se ha hecho demasiado poco caso de la posibilidad real de que alguno o todos los indicios actuales [..]. resulten ser indicios erróneos.(238)

Las autoridades médicas tratan de elucidar las causas de esas enfermedades por las vías clásicas cuando lo que se necesita es un nuevo enfoque. Si bien la investigación basada en los ejes sugeridos en el análisis precedente encontraría considerable oposición política dentro de la profesión médica, por otra parte ofrece la esperanza de resolver un importante y creciente problema de la medicina del siglo veinte.

PARTE D

ENSAYOS CLÍNICOS EN HOMEOPATÍA

La homeopatía no se vale de las entidades patológicas de la alopatía, sino que define la enfermedad de un paciente determinado de acuerdo con la patogénesis (grupo de síntomas obtenidos en la experimentación del medicamento en el hombre sano). Por esta razón, es extremadamente difícil, y quizá imposible, desarrollar series homeopáticas que sean comparables a las series aceptadas en la alopatía. No obstante, los homeópatas han tratado de vez en cuando de desarrollar dichas series, de las cuales se presentan algunos ejemplos a continuación.

a) Series de enfermos cuya patología varía de uno a otro

La primera publicación de una serie de casos mixtos se registró en 1945 y pertenece a Quinton, quien analizó 100 casos consecutivos de «enfermedades» tan diferentes como las siguientes: 8 de fibrositis, 6 de úlceras prostáticas, 6 de úlceras pépticas, 5 de catarros crónicos, 5 de migrañas crónicas, 4 de fibromas, 4 de hipotensión, 3 casos de cada una de las siguientes enfermedades: síndrome menopáusico, artritis reumatoide, obesidad, mastitis crónica, colecistitis, resfríos crónicos, hipertiroidismo, tuberculosis, etc. Quinton evaluó sus propios resultados, a los que dio la clasificación de «brillante» en 6 casos, «bueno» en 54 casos, «regular» en 32 casos y «deficiente» en 8 casos.(239)

Stephenson publicó en 1956 un análisis exhaustivo de 100 casos consecutivos de: 6 de dolor de cabeza, 6 de dolores reumáticos, 6 de hemorroides, 5 de erupciones cutáneas, 4 de asma, 4 de fatiga con insomnio, 3 de bronquitis, 3 de estreñimiento, 3 de obesidad, 3 de dolor epigástrico, 3 de colecistitis, 3 de infección genitourinaria, y otras más. Encontró que el alivio de la quinta parte de los casos había sido, según su propia estimación, del 50%; de menos del 25% en la cuarta parte de los casos (también según su propia estimación), y de una cifra intermedia entre estas dos en los restantes.(240)

En 1961 Stephenson publicó una serie de 26 casos pediátricos, desde recién nacidos a niños de 16 años de edad, con las siguientes manifestaciones: 4 con tonsilitis, 3 con resfríos frecuentes, 3 con astenia, 2 con sinusitis, 2 con dolor de garganta, 2 con trastornos de la personalidad, 1 con numerosas caries, 1 con dolores abdominales frecuentes, 1 con estrabismo y 1 colitis ulcerosa con una colostomía. Según la evaluación del mismo Stephenson, los resultados del tratamiento recibieron la clasificación de «excelente» en 4 casos, «bueno» en 10 casos, «regular» en 3, «deficiente» en 3, y «desconocido» en 6.(241)

No es fácil determinar la importancia de estas series. Los médicos homeópatas siempre han mantenido que todo paciente con alguna posibilidad de ser curado puede ser curado con remedios homeopáticos. De modo que, en la medida en que las enfermedades mencionadas en las series precitadas son realmente curables, las tasas de ineficacia notificadas reflejan la incapacidad del médico para encontrar la medicina correcta. (De más está decir que no puede exigirse de ningún médico que se conforme a un patrón de perfección.)

b) Series de enfermos con «enfermedades» específicas

En 1957 Hubbard y Stephenson publicaron los resultados obtenidos en 100 casos consecutivos de artralgia, concluyendo que la mayoría de ellos (que, sin excepción, habían padecido la enfermedad durante al menos diez años) obtuvieron alivio subjetivo en un mes de tratamiento. Noventa y dos por ciento de los pacientes obtuvieron alivio subjetivo dentro de los 6 meses. Trece de ellos experimentaron alivio objetivo (alteraciones articulares) dentro de los seis meses.(242)

McGrath suministró información en 1948 sobre 50 casos de rinitis vasomotora, en la cual se emplearon unos 18 remedios diferentes. No indicó, sin embargo, los resultados del tratamiento.(243)

En 1959, Stephenson dio a conocer información sobre 33 casos consecutivos de sinusitis tratados con una variedad de remedios diferentes, todos en diluciones superiores a 30C: la tercera parte declaró haber experimentado alivio dentro del primer mes; en 1963 presentó 17 casos consecutivos de alergia atendidos en un mes de práctica que respondieron, sin excepción, al tratamiento.(244)

En 1958 Redfield y Stephenson suministraron información sobre 35 casos consecutivos de úlcera duodenal. Todos recibieron el mismo medicamento –Anacardium orientale– en diluciones menores de 30C, y alrededor de tres cuartos de ellos respondieron al tratamiento en un mes.(245)

Patel presentó en 1973 sus observaciones sobre 100 casos de asma en niños. Todos fueron tratados con Luffa operculata. Treinta y seis experimentaron alivio durante 1 a 3 meses, 26 durante 3 a 6 meses, 11 durante 6 a 9 meses, y 10 durante 9 a 12 meses.(246)

En 1958 Hubbard comunicó que de 51 casos consecutivos de dolor de cabeza, más de dos tercios declararon sentirse aliviados en el primer mes, incluso en casos en que el dolor de cabeza había estado presente durante más de diez años. Ese mismo año Stephenson comunicó los mismos resultados con 28 casos consecutivos de dolor de cabeza.(247) Todos los pacientes de ambos médicos recibieron remedios en diluciones superiores a 30C.

En 1957 Hubbard y Stephenson presentaron 86 casos consecutivos de eczema. Alrededor de la mitad de ellos experimentaron alivio al cabo de un mes de iniciado el tratamiento, y el alivio duró de uno a tres meses.(248)

En 1966 Stewart informó sobre 40 pacientes consecutivos con enfermedades cardíacas tratados en el Hospital Homeopático de Glasgow a quienes se administró varias medicinas diferentes, pero no analizó los resultados.(249)

En 1973 Mossinger presentó una discusión sobre 18 casos de quistes tratados con Silica y concluyó que había una probabilidad del 95% de que dos tercios de los quistes desaparecerían de 4 a 8 meses después de iniciado el tratamiento.(250)

En 1980 un grupo de médicos alópatas y homeópatas investigaron en Glasgow el efecto del tratamiento homeopático en la artritis reumatoide.

Se trataron 46 pacientes que satisfacían los criterios establecidos por la American Rheumatism Association para la artritis reumatoide, la mitad de ellos con medicamentos antiinflamatorios convencionales junto con un placebo (homeopático), y la mitad con medicamentos antiinflamatorios convencionales junto con los remedios homeopáticos indicados. Ninguno de los pacientes sabía que en el ensayo se utilizaban preparaciones homeopáticas, y el ensayo fue a doble ciego, en el sentido de que ni los médicos ni los pacientes sabían quién recibía el placebo y quién las preparaciones homeopáticas. Los pacientes que recibieron los remedios homeopáticos exhibieron una apreciable mejoría en comparación con los que recibieron el placebo, como se determinó por los cambios del índice articular, tiempo de recuperación de la flexibilidad de las manos y rodillas del paciente al despertarse, fuerza de asimiento, dolor e índice funcional, y los autores observaron:

> Los resultados de este ensayo confirman la impresión [...] de que el tratamiento homeopático es eficaz para el control de pacientes con artritis reumatoide [...] Parecería [...] que las diferencias observadas se deben a los remedios administrados y no a alguna relación psicológica entre el paciente y el médico o a la respuesta de placebo a las sustancias homeopáticas. El hecho de que ninguno de los grupos que recibían placebos mejoraron apreciablemente es prueba evidente de que el medicamento y no el médico es lo que resulta eficaz.(251)

Estos resultados reprodujeron, además, los obtenidos en un estudio piloto anterior.(252)

Puede hacerse la misma observación de estas diversas series que de las anteriores. Cuando se utiliza sólo un medicamento, no puede considerarse que los resultados demuestren algo válido sobre la homeopatía, ya que es condición «sine qua non» de la práctica homeopática seleccionar el remedio de acuerdo con la totalidad de los síntomas del paciente. Queda así excluida la prescripción de un medicamento en función de la «enfermedad» del paciente. Las series en las cuales eran prescritos remedios distintos según el enfermo se aproximan más al espíritu de la homeopatía, pero el fracaso del tratamiento todavía deberá achacarse a la selección inadecuada del remedio y no a una «ineficacia» inherente de las preparaciones homeopáticas mismas, ya que éstas siempre tienen el efecto deseado si se prescriben correctamente.

El ensayo de Glasgow es especialmente interesante por tratarse del primer ensayo homeopático-alopático realizado en colaboración desde mediados del siglo diecinueve (fue también el primero publicado en una revista alopática). Los resultados homeopáticos habrían sido todavía mejores si los pacientes no hubieran estado recibiendo medicamentos antiinflamatorios al mismo tiempo, ya que se sabe que éstos contrarrestan los efectos de las preparaciones homeopáticas. En el estudio piloto, de un año de duración, fue posible interrumpir toda la terapia convencional en el 42% de los pacientes.

Aún queda por ver si el cuerpo profesional alópata comprenderá el significado de estos resultados.

Finalmente, tal vez sea interesante mencionar un experimento llevado a cabo en Inglaterra durante la segunda guerra mundial en individuos voluntarios, para determinar la eficacia de los remedios homeopáticos en la prevención y tratamiento de los efectos del gas mostaza. En el antebrazo de 127 individuos se aplicó una gota de 2 ml de una solución de gas mostaza al 10% suministrada por el Ministerio de Seguridad Interna. Otras 113 personas actuaron de controles. Se encontró que una dinamización de 30C del gas mostaza administrado previamente inhibía el desarrollo de la lesión. Se encontró, además, que una dinamización de 30C de Rhus toxicodendron (zumaque venenoso) aplicada curativamente tenía el mismo efecto.(253)

c) Medicina veterinaria homeopática

La aplicación de la homeopatía en la medicina veterinaria tiene especial interés porque el factor psicosomático del tratamiento queda en gran parte excluido.

En 1945 Cross presentó varios casos de tratamiento de prurito y furúnculos en perros (sobre todo con diluciones ultramoleculares).(254)

Bardoulat publicó un libro en 1949 que versaba sobre el tratamiento de la pielonefritis, nefritis, cólico nefrítico, litiasis urinaria, hematuria esencial, cistitis, uretritis, anuria y balanitis ulcerosa en animales de granja en el que empleó potencias de 3C, 4C, 5C, 6C y 7C.(255)

En 1950, Plantureux publicó comunicaciones sobre sus experimentos de prevención y tratamiento de la rabia en perros con microdiluciones de virus de la rabia y medicinas tales como Lachesis (veneno de la serpiente Surucucu, Trigonocephalus lachesis) y Belladonna. Si bien los experimentos de la inmunización y del tratamiento preventivo después de la infección no fueron concluyentes, el autor obtuvo 35 curaciones (33 con rabia inyectada y 2 con rabia natural). En el informe no se menciona el número de animales que participaron en el experimento, pero, como se considera que la rabia es incurable, los resultados son interesantes.(256)

Bardoulat dio a conocer en 1961 los ensayos llevados a cabo con microdiluciones de 5C, 7C y 10C de toxina diftérica para tratar la difteria aviaria. En 8 series de observaciones, sobre otras tantas polladas, Bardoulat concluyó que las aves enfermas se curaban en unos 12 días y que la enfermedad no se propagaba al resto de la pollada.(257)

En 1972 McLeod presentó una comunicación acerca del tratamiento de enfisema pulmonar, mastitis bovina, edema intestinal, disentería vibriónica colérica y colibacilosis entérica en diferentes animales de granja con remedios de las más bajas a las más altas potencias.(258) En otro artículo presentó su tratamiento para la infertilidad de vacas, caballos, ovejas, perros y gatos.(259)

Campbell describió en 1975 una interesante serie de casos, consistentes en tres camadas (un total de 5 crías) de cobayos de la misma madre. Al nacer, todos estaban infectados con una enfermedad ocular; la cría tratada con cloranfenicol casi perdió la vista de ese ojo, mientras que las 4 crías tratadas homeopáticamente se recuperaron por completo.(260)

Finalmente, cabe mencionar como una curiosidad lo que contó un domador de leones acerca de la forma en que trató a los cachorros con problemas de dentición:

La dentición, inclusive esa parte del ciclo de nutrición conectada con la dentición, es la mayor dificultad de la cría de leones en cautividad, y por muchos años he experimentado y desarrollado lo que creo que es una medicación infalible. Los remedios empleados son homeopáticos [...] Si al cachorro se le dan dos veces por día dos píldoras machacadas de Calcarea carbonica (carbonato de calcio), Calcarea phosphorica (fosfato de calcio) y Silica en una potencia de 3X, el cachorro no tendrá problemas con la dentición y desarrollará una máxima estructura ósea respecto de su herencia genética.(261)

d) Prueba de floculación del suero

La prueba de floculación del suero como técnica para seleccionar el remedio «semejante» fue desarrollada por el Dr. George Russell Henshaw, M. D.

Después de examinar e interrogar al paciente, el médico opta por varios remedios que parecen corresponder más o menos con los síntomas del paciente. La prueba de floculación del suero está destinada a facilitar la selección por parte del médico del medicamento «más semejante» de todo este grupo.

Los remedios aparentemente indicados se colocan en frascos a los que se agrega solución fisiológica salina (1 cc). Luego se coloca en un segundo frasco 0,5 cc de esta solución a la que se añaden unos 2 cc de suero del paciente (previamente centrifugado y diluido). Tres posibles reacciones tendrán lugar entonces en el plano de contacto entre la solución salina y el suero sanguíneo: 1) una base pesada visible en el plano de contacto con un área más liviana que asciende a través del suero, 2) la misma base pesada visible y un área de igual densidad encima de ella, 3) un precipitado visible en la línea de contacto que se ensancha hacia abajo. La primera de estas reacciones indica el remedio semejante, mientras que las otras representan varias desviaciones de la «similitud» con los síntomas del paciente.(255)

La prueba de floculación del suero ha sido utilizada por numerosos médicos homeópatas, aparentemente con buenos resultados.

e) Literatura complementaria sobre los ensayos clínicos

Pueden encontrarse datos clínicos adicionales en la notable obra de Poitevain titulada *Le Devenir de l'Homoeopathie: Elements de Theorie et de Recherche* (París: Doin, 1987).(262)

Igualmente se dispone de un compendio, muy bien presentado, de los resultados de la investigación homeopática en Rhigetti: *Forschung in der Homoeopathie-Grundlagen, Problematik und Ergebnisse.*(263)

PARTE E

LA CUESTIÓN DE LOS ENSAYOS CLÍNICOS EN LA HOMEOPATÍA Y LA ALOPATÍA

Es común oírles decir a los médicos alópatas que si los homeópatas pudieran sólo demostrar el valor terapéutico de sus remedios tan «rigurosamente» como se hace en la alopatía, o sea, mediante «ensayos clínicos controlados», muchas de las barreras que impiden la aceptación alopática de la homeopatía terminarían por caer. En las páginas siguientes quiero examinar esta idea desde varios ángulos diferentes. La homeopatía es hoy un sistema en rápido crecimiento en todos los países industrializados de Occidente(264), y el problema de cómo llevar a cabo investigaciones clínicas está adquiriendo una importancia creciente.

I.

Una fuente de confusión deberá quedar eliminada desde el principio en cualquier examen que se haga de la eficacia de la homeopatía. El ensayo clínico homeopático difiere radicalmente de su homólogo alopático por el hecho de que no se lleva a cabo con el mismo objetivo. Con el ensayo clínico alopático se pretende descubrir nuevos conocimientos, para determinar, por ejemplo, si la enfermedad X se cura con el medicamento Y, mientras que los homeópatas derivan esa información únicamente de acuerdo con la ley de los semejantes, en virtud de la cual los semejantes son curados por los semejantes. Esta es la ley homeopática universal aplicable a todos los remedios y a todos los estados patológicos. Si en un ensayo clínico homeopático los pacientes no mejoran, la conclusión apropiada será que, o bien estaban, en primer lugar, fuera de toda posibilidad de recuperación, o no se les dio el medicamento homeopático correcto. Nunca podría concluirse que el medicamento Y era inaplicable en la enfermedad X, puesto que siempre que los síntomas del paciente se asemejen a los de la patogénesis del medicamento Y, éste ha de ser el remedio indicado y eficaz.

En alopatía, los ensayos clínicos están diseñados para descubrir específicamente si la enfermedad X se cura con el medicamento Y. En homeopatía, el nuevo conocimiento se desarrolla básicamente por medio de experiencias con remedios, no a través de ensayos clínicos. La única razón para llevar a cabo ensayos clínicos de sustancias homeopáticas es para demostrar la eficacia del sistema homeopático a los observadores alópatas. El resultado de esos ensayos concebidos sobre bases alopáticas sería objeto de indiferencia en la comunidad homeopática puesto que, como ya se hizo notar, la deficiencia de los resultados se achacaría no a la ineficacia del medicamento, sino al conocimiento imperfecto que tienen de la homeopatía los que la prescriben, al estado irremediable de los pacientes, o, como ya veremos, a las condiciones del ensayo que dificultaron o imposibilitaron la práctica correcta de la homeopatía.

Si el propósito de esos ensayos es convencer a las personas ajenas a la homeopatía, entonces les incumbe a los médicos homeópatas que participan en ellos adherirse lo más estrechamente posible a los protocolos alopáticos conocidos mientras al mismo tiempo evitan comprometer los principios y procedimientos homeopáticos. ¿Es posible reconciliar la homeopatía y la alopatía de esta manera?

Se trata de una cuestión delicada, pues existe un conflicto inevitable entre los métodos terapéuticos homeopáticos y los alopáticos, oculto a veces por semejanzas superficiales. La alopatía supone que las «enfermedades» pueden definirse y clasificarse y que la misión del médico es la de asignar al paciente su clase de enfermedad. La homeopatía, por el contrario, rechaza esa posibilidad y pretende distinguir a un paciente determinado de todos los demás que quizá se le asemejen mucho. La alopatía busca la semejanza entre los pacientes, y la homeopatía las diferencias. Por consiguiente los fenómenos que consideran importantes para el diagnóstico y el tratamiento son muy diferentes. Para resumir un largo análisis (cuyos detalles pueden encontrarse en otra parte), los alópatas consideran que las alteraciones psicopatológicas y bioquímicas, junto con los síntomas «comunes» conexos son fundamentales y determinantes, mientras que la homeopatía los relega a una posición secundaria en comparación con los síntomas individuales «peculiares».

«Los síntomas más comunes e indefinidos: pérdida de apetito, dolor de cabeza, debilidad, sueño intranquilo, incomodidad y demás, demandan poca atención cuando son tan vagos e indefinidos y no pueden describirse más exactamente, pues en casi todas las enfermedades se observan síntomas de tipo tan común... Los signos más singulares y raros proporcionan los rasgos característicos, distintivos y peculiares... Principal y exclusivamente habrá que mantener en observación los más notables, singulares, extraordinarios y peculiares (características), signos y síntomas del caso de enfermedad» (Samuel Hahnemann).(265)

Esta profunda divergencia doctrinal influye en la actitud de las dos partes respecto a la organización de los ensayos clínicos. En teoría, la forma de proceder de la alopatía es reunir un grupo de pacientes que sufren alguna «enfermedad», tal como la definen los síntomas comunes de los pacientes y los resultados de los análisis anatomo-patológicos y bioquímicos. El medicamento o tratamiento sometido a prueba se administra a todos los integrantes del grupo, mientras que los que integran el «grupo de control» compuesto por individuos que también padecen esta enfermedad reciben un placebo o la forma preexistente de tratamiento. La eficacia o ineficacia se determina comparando los resultados obtenidos en los dos grupos.

Es muy importante que los dos grupos sean «homogéneos», o sea, que todos los integrantes satisfagan los requisitos del diagnóstico de la «enfermedad» en cuestión.

Cuando los alópatas tratan de evaluar la homeopatía, piensan instintivamente en la reunión de grupos «homogéneos» de individuos que padecen la «misma enfermedad». Pero, para el homeópata, esta manera de pensar es totalmente desacertada: los grupos de experimentación y control alopáticos no son en absoluto «homogéneos», sino completamente heterogéneos, puesto que los síntomas «peculiares» de los integrantes de los grupos diferirán entre sí y son éstos –no los síntomas «comunes»– los que interesan a la terapia homeopática.

En un ensayo clínico alopático, el estado patológico de los pacientes se define de antemano, y se supone que ese diagnóstico es pertinente durante todo el tratamiento. Se da por sentado que el paciente tiene la «enfermedad X» durante todo el ensayo, y el «medicamento Y» se prescribe por un período de tiempo suficiente para demostrar si es capaz o no de curar la «enfermedad X».

Pero el médico homeópata consideraría inadecuadas las condiciones de ese ensayo. Él no podría, legítimamente, tratar a un paciente con el mismo medicamento por un período prolongado de tiempo –esto es, durante todo un largo ensayo clínico– si los síntomas del paciente se alteran durante ese período, puesto que los síntomas cambiantes por lo común requieren un cambio de remedio. Es este factor en particular el que frena el entusiasmo homeopático por el procedimiento de «cegar» al médico –lo cual significa que éste no sabe si un determinado paciente está recibiendo un medicamento activo o un placebo. Sin ese conocimiento, no puede evaluar el progreso del paciente.

Se plantean, por lo tanto, serias dificultades metodológicas en los intentos por ensayar los remedios homeopáticos de acuerdo con las normas alopáticas. No obstante, dos ensayos clínicos dirigidos por R.G. Gibson y sus colaboradores en Glasgow consiguieron cierto éxito. Empecemos por la experiencia piloto, publicada en 1978, donde se establecía una comparación entre tres grupos de pacientes con artritis reumatoide; uno de ellos se trató con ácido salicílico, otro con placebo y el tercero de forma individual, con remedios homeopáticos.(266) El ensayo fue a simple ciego: los pacientes no estaban enterados de la diferencia de tratamiento, pero los médicos lo sabían. A todos los integrantes del grupo homeopático se les permitió seguir con el tratamiento alopático anterior si así lo deseaban. A los cuatro meses, de 54 de ellos, 23 lo habían descartado, y de allí en adelante siguieron con el tratamiento homeopático solamente, pero otros 13 mantuvieron al mismo tiempo el tratamiento alopático. Esto, naturalmente, contribuyó a hacer confuso el cuadro y fue imposible determinar el aporte preciso de la homeopatía.

En un ensayo subsiguiente de artritis reumatoide dado a conocer en 1980, se compararon dos grupos de pacientes. Los 23 pacientes del primer grupo recibieron tratamiento alopático más un placebo, y en el segundo grupo 23 pacientes recibieron tratamiento alopático más una prescripción homeopática individualizada (267). El ensayo fue a doble ciego, o sea, que ni los médicos ni los pacientes sabían quién estaba ciego, o sea, que ni los médicos ni los pacientes sabían quién estaba recibiendo los remedios homeopáticos durante el tratamiento, y para asegurarse de que fuera realmente a doble ciego, el encargado de extender las prescripciones ignoraba si el paciente en cuestión formaba parte del grupo experimental o del grupo de control. O sea, que no podía saber si el paciente al que extendía la prescripción recibía realmente el medicamento o formaba parte, en realidad, del grupo de control que recibía el placebo. Esto quería decir, en particular, que «los médicos [...] no sabían si la falta de respuesta del paciente a lo prescrito por ellos se debía a que no habían sido capaces de seleccionar el remedio apropiado o al hecho de que el paciente recibía un placebo».(268)

Lamentablemente, este ensayo se malogró por insistirse en que todos los pacientes, tanto del grupo experimental como del de control, siguieran recibiendo simultáneamente el tratamiento alopático.

Pero pese a verse obstaculizados por el hecho de tener sólo un conocimiento parcial de los pacientes y por la posible interferencia de la terapia alopática administrada conjuntamente con el remedio homeopático, Gibson y sus colegas pudieron demostrar la superioridad de la homeopatía respecto de una preparación inerte, en el tratamiento de la artritis reumatoide. De modo que, si bien el diseño del ensayo era imperfecto desde el punto de vista estrictamente homeopático, estos investigadores lograron obtener resultados válidos y significativos.

Este protocolo del ensayo parecería conveniente para usar en el futuro, especialmente si se modifica de modo que el grupo experimental reciba únicamente remedios homeopáticos y el grupo de control sólo tratamiento alopático.

De manera que, para responder a las preguntas planteadas anteriormente, los ensayos clínicos de las preparaciones homeopáticas pueden realizarse de acuerdo con el protocolo alopático, sin violentar demasiado los principios y métodos homeopáticos.

Existe otro grupo de ensayos mencionados en un artículo sobre ensayos clínicos homeopáticos publicado en 1984 por A.M. Scofield (269) en los que se ha comparado un solo remedio homeopático con el alopático correspondiente en un determinado estado patológico: Rhus tox. en comparación con Fenoprofen en la osteoartritis, Arnica en comparación con placebos en la apoplejía aguda, Eupatorium perfoliatum en comparación con ácido acetilsalicílico en la coriza, Arnica en comparación con placebos en contusiones, y Staphysagria en comparación con placebos en cistitis postcoital de la mujer. Los resultados fueron imprecisos, pero, como observa Scofield, este procedimiento es, de todos modos, incorrecto porque lo que debe hacerse es «una prueba de la homeopatía como sistema y no como remedio específico». Estos tipos de ensayo violan la regla homeopática fundamental de la individualización del tratamiento y habrá que evitarlos en lugar de fomentarlos.

Puesto que los ensayos clínicos en los que se compara la homeopatía con la alopatía probablemente ganan cada vez más adeptos, habría que considerar la posibilidad de modificar los protocolos para ponerlos más en armonía con el espíritu de la homeopatía. El ensayo controlado y a doble ciego no es necesariamente el único modelo posible. A.B. Hill, cuyo trabajo en estadística hizo posible este ensayo, afirmaba: «Desde un punto de vista racional, hay más de una manera posible de estudiar la eficacia de una terapéutica. Cualquier idea de que el ensayo controlado es la única manera posible significaría, no que el péndulo ha oscilado demasiado hacia un lado, sino que se ha desprendido del punto de suspensión».(270) Debería encontrarse, sobre todo, algún sustituto más adecuado del método de «dejar a ciegas» al médico homeópata, ya que éste no puede prescribir correctamente si no sabe que el cuadro sintomático del paciente ha cambiado como resultado de la prescripción anterior o de algún otro factor. Después de todo, la técnica «a ciegas» busca sólo reducir –de ser posible, eliminar– la parcialidad del observador. Cualquier técnica equivalente para reducir la parcialidad será, pues, igualmente aceptable. Los organizadores de futuros ensayos deberán quizás proponerse desarrollar técnicas que reduzcan al mínimo la parcialidad y que estén más en consonancia con el espíritu de la homeopatía.

II.

La siguiente pregunta que sería legítimo formular es si vale la pena o no realizar esos ensayos. En la homeopatía hay quienes piensan que el éxito de los ensayos clínicos atraerá gran número de médicos alópatas a la homeopatía, lo cual redundará en beneficio de la causa homeopática. Pero dicha suposición puede estar equivocada por varias razones.

La primera objeción que se le hará a ese tipo de investigación es que, al estudiar la homeopatía en lenguaje alopático, desgastaremos y desnaturalizaremos la esencia del pensamiento hahnemanniano, y presentaremos así a la homeopatía en una luz algo falsa. Al estimular a los médicos a concentrarse en las clases de enfermedades, esos ensayos les hacen desviar la atención del concepto de individualización que forma parte integral de la doctrina homeopática. Los facultativos que se sienten atraídos hacia la homeopatía por esta clase de resultados experimentales podrían así permanecer ignorantes respecto de uno de los postulados principales de la homeopatía.

Que éste no es un peligro enteramente imaginario lo demuestra el hecho de que, en los años 1840, el éxito de la homeopatía en el tratamiento del cólera en los Estados Unidos de América atrajo a gran número de alópatas que nunca comprendieron claramente los principios de Hahnemann. Fue así como siguieron practicando la alopatía valiéndose de remedios homeopáticos y ridiculizaron los esfuerzos de Hering y Kent por mantener pura la doctrina de Hahnemann. Finalmente, terminaron controlando las organizaciones homeopáticas y aceptaron un acercamiento desastroso, e incluso, en algunos casos, la fusión con la alopatía, lo que condujo a la desintegración de la homeopatía estadounidense a principios del siglo veinte. Existe el peligro de que los intentos por realizar investigaciones en gran escala podrían tener hoy un efecto equivalente, brindando a la homeopatía médicos que diagnosticarán al paciente en categorías alopáticas y caerán en el hábito contraproducente de prescribir mezclas de remedios para presuntas «causas» internas, etc.

En los propios comentarios de Scofield se advierte este peligro. Aunque conocedor de la homeopatía, Scofield revela cierta ignorancia en lo referente a la individualización del tratamiento. Así observa, por ejemplo, que «la eficacia de los remedios homeopáticos bien puede estar influida por la sensibilidad del individuo», que «sólo una minoría de sujetos normales son sensibles a los remedios», que «la homeopatía quisiera hacernos creer que esta susceptibilidad a la enfermedad es un reflejo del equilibrio alterado del organismo que se está tratando», y que «existen algunos indicios de que no todos los organismos son sensibles a los remedios homeopáticos. Es absolutamente esencial aclarar esto y, si se encuentra que es cierto, habrá que desarrollar pruebas para identificar a los individuos sensibles a los remedios homeopáticos».

Estos comentarios revelan la confusión del autor respecto de este postulado dominante del pensamiento homeopático –realmente tan dominante como para considerarlo un lugar común– de que el individuo enfermo es especialmente sensible al remedio que actuará curativamente en su caso. Todo el método terapéutico homeopático está destinado a permitir que el médico defina la sensibilidad del paciente de modo que le permita seleccionar el remedio que ha de provocarle una reacción.

Es difícil entender qué quiere decir Scofield cuando pide pruebas para «identificar a los sujetos sensibles a los remedios homeopáticos». Si con esto quiere decir que algunos no responden en absoluto a ningún remedio homeopático, la aseveración es una novedad para toda la comunidad homeopática. Pero si está hablando de identificar el remedio que suscita la respuesta singular del individuo, eso no es ni más ni menos que la práctica de la homeopatía.

Los comentarios precedentes tienen como único propósito demostrar cuán fácilmente las personas que incluso poseen un apreciable conocimiento de la homeopatía pueden estar desencaminadas respecto de importantes aspectos de la doctrina. No deberá subestimarse el significado de esta amenaza para el futuro de la homeopatía. Sería lamentable que el éxito de un programa de investigación homeopática repercutiera en el futuro del movimiento en la misma forma que el éxito de los homeópatas que combatieron el cólera en los años 1830 y 1840.

Otra razón para adoptar una actitud cautelosa hacia este tipo de investigación es que las autoridades alopáticas nunca han reconocido la buena labor ya llevada a cabo. Las investigaciones de Boyd en los años 1940, consideradas por muchos, como observa Scofield, «un modelo clásico de investigación homeopática», aunque dadas a conocer en breves artículos del *Pharmaceutical Journal* (de Gran Bretaña), nunca llevaron a la aceptación general de la microdilución homeopática. ¿Seguirán los homeópatas repitiendo una y otra vez esos costosos experimentos con la esperanza de que algún día los alópatas se dignen reconocerlos? Sus recursos podrían aprovecharse mejor de otra manera.

Scofield observa que un buen número de las investigaciones descritas en su artículo se llevaron a cabo tan correctamente al menos como el proyecto medio de investigación alopática. Y sin embargo no pudieron publicarse en las revistas alopáticas y, naturalmente, no suscitaron ninguna respuesta por parte de los alópatas.

La homeopatía se enfrenta aquí a un criterio doble. Los médicos alópatas nos dicen, con cierto grado de condescendencia, que su dignidad profesional les impide emplear procedimientos no verificados, pero que seguramente aceptarían la homeopatía una vez verificadas sus técnicas mediante protocolos «científicos» aceptables (es decir, alopáticos). Y Scofield asume la heroica defensa de esta posición, sugiriendo que «si este sistema terapéutico es objeto de oposición e incredulidad por parte de la mayor parte de la comunidad científica y médica, a él le corresponde la obligación de probar su validez. Lamentablemente, se le juzga culpable hasta tanto no se pruebe su inocencia [...] La investigación homeopática constituye una amenaza para el pensamiento clásico, ya que no puede comprenderse en términos de la medicina clásica. Por eso, el más mínimo detalle puede volverse objeto de crítica en el esfuerzo por desacreditar lo inexplicable. Se requiere, por ende, ejercer más prudencia en el diseño y ejecución de los experimentos (homeopáticos) que en las ciencias clásicas, si los resultados han de recibir algún crédito por parte de la comunidad científica».

Pero lo que Scofield no ha destacado es que las investigaciones realizadas en forma impecable (como las de Boyd), que no pueden legítimamente ser criticadas, simplemente se ignoran en una conspiración alopática general de silencio.

En realidad, las afirmaciones alopáticas en las que se expresa la voluntad de examinar la homeopatía benévolamente en cuanto se la presente en protocolos aceptables son, en su mayoría, meras proclamas. La medicina alopática, como órgano estructurado, nunca podrá aceptar la homeopatía, ya que las diferencias filosóficas entre el racionalismo alopático y el empirismo homeopático son demasiado grandes. Los homeópatas no deberán dejarse engañar en esta cuestión. Los alópatas rechazan el trabajo realizado aun por sus mismos colegas cuando lo consideran incompatible con el paradigma racionalista dominante, siendo el mejor ejemplo de ello la ley de Arndt-Schulz. Aunque formulada y ampliada por médicos alópatas (Koetschau, Wilder, Hueppe), se la ignora completamente en los textos farmacológicos. Es realmente raro el farmacólogo graduado que haya oído mencionar siquiera la proposición de que diferentes niveles de dosis de medicamentos producen efectos fisiológicos cualitativamente diferentes. ¿Por qué? Porque esta idea es incompatible con la ley mecanicista de «acción de masa», la cual ha sido, desde el trabajo de A. J. Clark en los años 1930, el supuesto básico de la farmacología alopática, aun cuando nunca se haya demostrado su veracidad.

Siempre habrá, por supuesto, médicos alópatas que abracen la homeopatía en el futuro como lo han hecho en el pasado. Todos los años un pequeño grupo de alópatas experimenta una transformación –más parecida a una conversión religiosa que a un cambio de opinión fundado sobre la adquisición de un conocimiento–. Pero estos médicos cambian sus paradigmas por razones diferentes, y rara vez por haberse convencido de la superioridad de la homeopatía a través de los resultados de los ensayos clínicos. De modo que existe por lo menos alguna duda acerca del valor de esos ensayos para los esfuerzos proselitistas de la homeopatía.

III.

Finalmente, la visión que los homeópatas tienen de sus propios ensayos clínicos ha de mejorar si nos damos cuenta de las numerosas dificultades encontradas en los ensayos clínicos alopáticos y de la calidad bastante deficiente de estos.[1](271)

Un estudio de la extensa literatura existente sobre estos ensayos

1. Sobre este asunto puede consultarse la publicación de Harris L. Coulter titulada *The Controlled Clinical Trial: An Analysis* (Washington, D.C., Center for Empirical Medicine and Project Cure, 1991).

revela una serie sombría de obstáculos prácticos, virtualmente insuperables, que impiden su correcta realización.

Los médicos homeópatas que están al corriente de esta literatura no se sentirán demasiado impresionados por las críticas alopáticas dirigidas a los supuestos errores metodológicos de sus propios protocolos.

Como esta literatura es tan vasta, me referiré a un requisito en especial, sin cuyo cumplimiento se priva de todo valor al ensayo, a saber, la necesidad de que haya homogeneidad entre los pacientes, tanto del grupo experimental como del de control.

Después de todo, si no todos los pacientes de los dos grupos están sufriendo la «misma enfermedad», el ensayo no tiene sentido. Y por otra parte, es muy difícil, y probablemente imposible, asegurar que todos estén padeciendo la «misma enfermedad».

Como ya se mencionó, la homeopatía mantiene que cada paciente es diferente –de aquí que la homogeneidad del grupo sea imposible de conseguir–. La idea misma de reunir a varios cientos de pacientes con estados patológicos idénticos, determinados por criterios de diagnóstico y de pronóstico, es francamente ridícula. Pero estos son los requisitos mínimos de cualquier ensayo clínico alopático. Si han de compararse debidamente dos modos de tratamiento, dos medicamentos, entonces los pacientes deben ser idénticos en cuanto al diagnóstico y el pronóstico.

De manera que, mientras en teoría la alopatía insiste en la posibilidad y necesidad de organizar grupos homogéneos, la experiencia recogida desde que se comenzó a trabajar en ensayos clínicos en el período posterior a la segunda guerra mundial demuestra que este primer paso es el más difícil de todos.

Siempre se ha reconocido que esas investigaciones deben permitir «alguna variación de la singular constitución biológica y psicológica de cada paciente»,(272) que los grupos son homogéneos «excepto por la variabilidad inherente de todo material biológico»,(273) etc., pero, por lo menos inicialmente, las autoridades no pensaban que estas diferencias idiosincrásicas entre los pacientes habrían de influir en el resultado de los ensayos. Pero en 1966, después de más de un decenio de experiencias desalentadoras, A. Bradford Hill escribió que los resultados poco satisfactorios de muchos ensayos clínicos se debían a

> la variación biológica del material humano con que tenemos que trabajar [...] Es evidente que nuestros predecesores no habrían obtenido una respuesta muy útil si hubieran aplicado un mismo tratamiento único a una mezcla de pacientes que sufrían de fiebre tifoidea (salmonelosis) y de tifus exantemático (rickettsosis) antes de diferenciar correctamente una enfermedad de la otra.(274)

Otros se han hecho eco de la conclusión pesimista de Hill.

> Tendíamos a subestimar la importancia de la variación biológica, la cual era de tal proporción que no siempre fue posible realizar un ensayo controlado.(275)
>
> En las discusiones sobre la ética de los ensayos clínicos es común asumir tácitamente que el ensayo es científicamente sólido. En muchos casos esto está lejos de ser lo cierto sólo por el hecho de que los investigadores clínicos a menudo parecen creer ingenuamente que el material del ensayo, que es material humano, es razonablemente homogéneo y que los casos tratados y no tratados pueden «equipararse», como se diría en la jerga de la ciencia clínica moderna. La verdad es que generalmente resulta imposible controlar todas las variables.(276)

Con frecuencia, la falta de homogeneidad es el resultado de no haber formulado criterios de diagnóstico precisos para determinar la inclusión de los pacientes en los ensayos. Alvan Feinstein declaró en 1971:

> Pese a todo el dinero puesto en las instituciones académicas en nombre de la investigación médica, ha habido escasa categorización cuidadosa de los pacientes. Debió haberse obtenido esa información [...] El Dr. Robert Gifford y yo analizamos recientemente 32 informes sobre ensayos clínicos en los que se emplearon anticoagulantes para tratar el infarto de miocardio. El setenta y cinco por ciento de esos informes no contenían criterios de diagnóstico para determinar qué se entendía por infarto de miocardio.(277)

En una reseña de 86 estudios terapéuticos perinatales realizada en 1983, se concluyó que sólo 34 de ellos (40%) presentaban una «descripción adecuada de los sujetos», mientras que sólo el 51% de los estudios especificaban el «estado patológico/de salud de los sujetos».(278) En 1984 se reseñaron 45 artículos sobre profilaxis antibiótica para la infección de heridas abdominales, y se encontró que en seis de los artículos ni siquiera se definía la infección de las heridas, y en sólo 12 de ellos se hacía una distinción entre las infecciones serias y las menores.(279) En 1984 se realizó un examen de 16 estudios sobre la forma en que influye en el comportamiento materno-infantil el contacto inmediato después del nacimiento, y se encontró que menos de la mitad de los ensayos (47%) proporcionaban una «definición de los sujetos» adecuada.(280)

Y así podría seguirse indefinidamente con la lista de reseñas críticas de los ensayos clínicos, en las que se observa sin excepción que la imprecisión de los criterios para la inclusión de pacientes ha llevado a la falta de homogeneidad de los grupos experimentales y de control.

Una de las razones para aflojar los criterios de admisión a un ensayo clínico es que de otra manera es imposible reunir un número suficiente de pacientes. El «reclutamiento» de pacientes para un ensayo suele ser un problema, y nadie quiere aumentar la dificultad de obtener una muestra bastante grande como para sostener una conclusión válida estadísticamente.

La dificultad extrema de reunir grupos homogéneos de tamaño adecuado se ha atribuido en broma al funcionamiento de la «ley de Lasagna» –que lleva el nombre de su descubridor, un profesor de farmacología muy conocido–. Esta ley establece que «tan pronto comienza un ensayo, la cantidad de pacientes adecuados se reduce a la décima parte de lo que se había dicho antes».(281) O, en otras palabras, «según la experiencia mundial, la cantidad de material, de casos, se halla en proporción inversa a los medios para estudiarlos».(282) El mismo Lasagna ha comentado que «el problema de las diferencias individuales es un verdadero desafío, pero esa no es razón para que la desesperación nos paralice».(283)

Sea o no motivo de «desesperación paralizadora», este perenne problema de acumular pacientes ha llamado la atención de los representantes de la industria farmacéutica, quienes suelen estar más ansiosos de vender sus medicamentos que de asegurar la estricta adhesión a los protocolos de los ensayos. Uno de éstos comentó, refiriéndose a la ley de Lasagna:

> Lo más esencial de un investigador es que tenga un número adecuado de pacientes apropiados, o que tenga acceso a ellos [...] ¿Qué es lo que causa la curiosa desaparición de pacientes apropiados tan pronto iniciamos un ensayo clínico? La causa, generalmente, está en nosotros. Por «nosotros» quiero decir los asesores médicos de la industria o cualquiera que lleve a cabo la planificación detallada de un ensayo. En interés de la seguridad, consideraciones éticas y normas del protocolo del ensayo, formulamos los criterios de selección de pacientes en virtud de los cuales queda excluida una alta proporción de la población disponible [...] Todos los que escriben acerca del protocolo de ensayos clínicos contribuyen al funcionamiento de la ley de Lasagna por insistir en ciertos criterios de protocolo, como la precisión del diagnóstico, la homogeneidad de los grupos, su comparabilidad, y ocasionalmente incluso la equiparación de parejas de pacientes [...] (284)

Pero incluso los investigadores médicos responsables admiten la imposibilidad de adherirse estrictamente a los protocolos de los ensayos:

> Habiendo estado asociados en numerosos ensayos, no podemos recordar ninguno que haya sido enteramente satisfactorio. Todos acarreaban algún compromiso por debajo del ideal. Quizá la mayor dificultad encontrada al diseñar un ensayo es decidir las condiciones óptimas. Si uno espera hasta poder hacerlo perfectamente, tal vez nunca llegue a hacerlo. Debemos ser realistas y no apuntar demasiado alto [...] (285)

Por otra parte, el reverso de la medalla es que el aflojamiento de los criterios contribuye a la falta de homogeneidad de los grupos y a viciar el valor de los resultados. Esto es especialmente cierto en el caso de las enfermedades mentales:

> Las investigaciones sobre la naturaleza de la depresión y su tratamiento con medicamentos se ve trabada por el hecho de que las depresiones no constituyen una sola entidad homogénea. Además, las interpretaciones de los datos de las investigaciones publicados en esta área carecen de claridad por haberse desatendido en general esta heterogeneidad y por la falta de precisión y uniformidad respecto de la terminología.(286)
>
> Cuando el diagnóstico es muy subjetivo, y por ende impreciso, es imposible tener grupos homogéneos. Se han dado a conocer estudios en los que se aplica la técnica a doble ciego y se administran antidepresivos para tratar la depresión. En los grupos equiparados había depresivos endógenos, esquizofrénicos que estaban deprimidos y depresivos neuróticos. Cuando se emplean grupos heterogéneos, la respuesta terapéutica es tan variable que las respuestas de los grupos tratados y de los controles dependen demasiado de la distribución aleatoria de las diferentes clases de pacientes contenidos en ellos. En el diseño controlado del ensayo a doble ciego no se ha tomado ninguna medida que tenga esto en cuenta.(287)

La comparabilidad de los grupos, no es, naturalmente, el único elemento defectuoso en el diseño de los ensayos clínicos alopáticos. Las evaluaciones periódicas realizadas por dependencias del gobierno y organismos profesionales han revelado procedimientos defectuosos, gran negligencia, e incluso fraude y deshonestidad en todas las áreas.

En 1972, la Food and Drug Administration de los Estados Unidos de América (FDA) pasó revista a 155 investigaciones clínicas y encontró que el 74% de ellas no cumplían con uno o más requisitos de la legislación y reglamentos, el 50% no llevaban registros exactos de la cantidad de medicamentos recibida de la compañía patrocinadora y distribuida entre los sujetos participantes en los ensayos, el 28% no se adherían al protocolo de los ensayos, el 23% no guardaban las historias de los casos tal como se requería, y el 12% no supervisaban debidamente el estudio.(288)

Al año siguiente, a petición del Tribunal de Cuentas, la Food and Drug Administration (FDA) inspeccionó una muestra del trabajo de 35 patrocinadores/investigadores de las aplicaciones de nuevos medicamentos: «Todos los 35 patrocinadores/investigadores incumplieron uno o más reglamentos de la FDA».(289) En 1976, el Tribunal de Cuentas emitió el siguiente informe:

> La Food and Drug Administration no ha fiscalizado debidamente los ensayos de nuevos medicamentos ni ha asegurado que se cumplan los requisitos de los ensayos. En consecuencia, no se ha asegurado 1) que los miles de seres humanos que participan anualmente en dichos ensayos estén protegidos de riesgos innecesarios por su exposición a los nuevos medicamentos, o 2) que los datos experimentales utilizados para decidir si se han de aprobar o no los nuevos medicamentos para lanzarlos al mercado son correctos y fidedignos.(290)

Donald Frederickson, M.D., Director de los Institutos Nacionales de Salud de los Estados Unidos, observó en 1977 que, de los 31.000 ensayos clínicos realizados el decenio anterior en el campo de la gastroenterología, sólo el 1% de ellos se habían aleatorizado; un escrutinio más detenido de una muestra de 100 ensayos llevó a la conclusión de que ninguno satisfacía los requisitos establecidos para un ensayo «convincente».(291)

El Informe Kinslow publicado por la FDA a fines de los años 1960, cuando James Goddard era su Comisario, fue un ataque general a la industria farmacéutica por la deficiente calidad de las investigaciones clínicas a su cargo y por la falta de cumplimiento de los requisitos del ensayo controlado.(292)

La Comisión Especial sobre Contaminación Interna, un comité ad hoc establecido en Gran Bretaña en 1975 cuyos miembros son expertos en la materia, informó:

> Los ensayos clínicos de nuevos compuestos realizados por médicos son un terrible enredo. El veinte por ciento de los médicos que llevaron a cabo esos ensayos en los Estados Unidos en 1973 y cuyo trabajo fue verificado por la Food and Drug Administration, fueron encontrados culpables de una variedad de prácticas poco éticas, incluidas la administración de dosis incorrectas y la falsificación de historias. Tanto es así, que el ensayo no se había realizado en absoluto en aproximadamente un tercio de los informes presentados, el protocolo no se había observado en la tercera parte de los informes, y sólo en un tercio de éstos los resultados tenían algún valor científico.(293)

El mismo Louis Lasagna afirmó en 1971:

> Nunca se ha logrado el ensayo perfecto. Casi todos los ensayos padecen defectos de una u otra clase, como la necesidad de administrar agentes distintos del agente en cuestión (a causa de las cláusulas de autoprotección requeridas por razones éticas), interrupción del método a doble ciego debido a la producción de efectos secundarios por el agente activo, diferencias en las variables iniciales de los grupos tratados en el estudio, y abandono ocasional de los participantes [...] El individuo más práctico se conforma con bastante menos que el ideal, pues se da cuenta de que éste es inalcanzable.(294)

Una de las consecuencias de todo esto ha sido, indudablemente, la comercialización de medicamentos alopáticos ineficaces y nocivos, que contribuyen a una ola creciente de enfermedades yatrogénicas. Alvan Feinstein, profesor de la Escuela de Medicina de Yale, ha advertido:

> A menos de encontrar la manera de que el método científico de la terapia clínica innovadora y convencional resulte más sensible y reproducible, la amplia distribución de los agentes terapéuticos modernos puede provocar tragedias yatrogénicas individua-

les y colectivas, peores que cualquiera de las ya conocidas en la historia de la medicina.(295)

Así pues, el postulado alopático no verificado de que los medicamentos están sujetos a un control riguroso antes de ser aceptados no puede resistir ningún análisis minucioso.

Hasta ahora los remedios homeopáticos han demostrado una notable eficacia en los ensayos clínicos, pese a verse obstaculizados por la necesidad de adherirse a protocolos alopáticos inadecuados. Al mismo tiempo, los mismos alópatas a menudo parecen incapaces de adherirse a estos mismos protocolos cuando ensayan sus propios medicamentos. El conocimiento de estos hechos por ambas partes en el futuro evitará que se aplique un criterio distinto en cada caso –lo cual sólo puede beneficiar a la realización de más ensayos clínicos de los remedios homeopáticos.

PARTE F

CONCLUSIÓN: LA HOMEOPATÍA Y EL MÉTODO CIENTÍFICO

En las páginas anteriores se ha hecho notar que existe una gran área de coincidencia entre los principios de la homeopatía y las ideas y prácticas aceptadas por la medicina alopática clásica. Al mismo tiempo, las diferencias entre los dos sistemas son apreciables y conviene señalarlas para tratar, por lo menos, de averiguar las razones de la continua incomprensión demostrada por la alopatía hacia la homeopatía.

La diferencia esencial principal reside en que la homeopatía es una doctrina perfectamente estructurada. Pese a que casi todas las ideas homeopáticas tienen sus equivalentes en la alopatía, la homeopatía difiere de esta última por basarse en ideas concordantes y coherentes entre sí. Todo lo que no sea compatible con estas ideas se excluye de la homeopatía. En esta disciplina las medicinas no podrán prescribirse de otro modo que en estricta conformidad con las tres reglas de Hahnemann.

Si bien los homeópatas recurren a la cirugía, dan instrucciones dietéticas y pueden emplear la acupuntura o la manipulación, no reconocen que los demás principios de prescripción farmacológica sean compatibles con la homeopatía*.

*Ante estas declaraciones el médico clásico se planteará sin duda la pregunta: ¿Y cómo actuar en caso de urgencia por ejemplo cardíaca, en enfermedades graves o en estados terminales?

En el primer caso la práctica habitual demuestra que dichos enfermos son tratados inicialmente por la medicina clásica. Los motivos de ello son, por una parte, la dificultad de prescribir muy deprisa el remedio homeopático conveniente (el remedio «semejante») y, por otra parte, la falta de hospitales homeopáticos. Hahnemann ya había recomendado actuar de esta forma y utilizar paliativos en caso de extrema urgencia.

En las enfermedades graves, el tratamiento homeopático está realmente en condiciones de llevar al enfermo a la curación. Por otra parte, la homeopatía puede ayudar al enfermo agonizante a tener una muerte más suave. (Nota del editor)

La alopatía, en cambio, no posee un conjunto de ideas precisamente definidas y delimitadas, sino que acepta conceptos, principios y procedimientos de diversas fuentes, con el resultado de que varios componentes de la doctrina alopática son a veces incongruentes e incluso incompatibles entre sí (así, por ejemplo, en alopatía un síntoma se considera beneficioso o perjudicial según la ocasión, sin que se dé justificación o explicación ninguna por esta distinción arbitraria). Como ya se observó al principio, en alopatía aún no se han descubierto «las leyes básicas de la salud y la enfermedad». «No hay ninguna disciplina que declare disponer de más variedad de aparatos para la investigación que la medicina alopática, y sin embargo no hay ninguna que esté por debajo de ella en cuanto a organización de sus conocimientos en principios coherentes.»

Por su precisión y rigor, la homeopatía es más difícil de practicar que la alopatía, que es más prolífica. El médico homeópata no tiene mucha libertad de acción cuando selecciona la prescripción para el paciente; en todo momento debe guiarse por los síntomas, y si escoge un remedio que no corresponde, es probable que éste no surta efecto.

Estas dificultades de la práctica, que a menudo han sido motivo de queja de los mismos homeópatas, y que incluso contribuyeron a que se produjera una escisión dentro de la profesión homeopática a fines del siglo diecinueve(296), han restado atractivo a este sistema terapéutico, pues el médico ordinario considera que le ha de coartar su libertad e iniciativa. De modo que, aunque la profesión homeopática es una minoría bien arraigada en la mayoría de los países y tiene gran número de leales pacientes entre sus partidarios, probablemente nunca llegará a ser en ninguna parte una mayoría dentro de la profesión médica.

Resulta paradójico que la alopatía –que se ve a sí misma en busca de las leyes definitivas de la enfermedad y la salud, o sea, del conocimiento por el cual la práctica de la medicina ha de convertirse en una práctica científica y por lo tanto rigurosa –rechace la aseveración de la homeopatía de que ésta posee ese conocimiento.

La razón de este rechazo está en que una disciplina médica rigurosamente estructurada resulta onerosa para quien la practica, pues le impone limitaciones a su libertad de acción (de aquí que el supuesto objetivo de la investigación alopática –establecer una estructura firme y constante de relaciones de causa y efecto para servir de guía infalible al médico– nunca podrá alcanzarse, sino que, como el espejismo que representa, siempre se desplazará hacia el futuro).

Naturalmente, la mayoría alopática no puede admitir (ni aun reconocer) este motivo en gran parte subconsciente de su hostilidad hacia la homeopatía y esgrime, en cambio, la acusación de que es un sistema «no científico».

Se plantea así la cuestión del verdadero significado del método científico en medicina. Mucho se ha escrito sobre esto en otra parte (297-298), de modo que nos limitaremos a hacer algunas observaciones generales.

Si bien el argumento alopático en contra de la homeopatía nunca se ha formulado clara e inteligiblemente (uno de los aspectos más extraños de los 175 años de conflicto entre los dos sistemas), a juzgar por las críticas ocasionales aparecidas en distintas partes es evidente que el motivo principal de discordia es que la homeopatía carece de una teoría fisiopatofarmacológica. Los homeópatas no aplican la técnica alopática clásica de definir primero el proceso fisiopatológico y seleccionar luego un remedio por su supuesta capacidad para contrarrestar este proceso fisiopatológico o influir de alguna manera en él. Lo que hacen, en cambio, es seleccionar el remedio basándose exclusivamente en la patogénesis, o grupo de síntomas resultantes de la experimentación.

En los siguientes ejemplos se ilustra este contraste:

Ya hemos hecho notar que tanto los homeópatas como los alópatas utilizan colchicum para tratar la gota, digitalis y nitroglicerina para las enfermedades cardíacas y compuestos de oro para el reumatismo. Mientras los primeros los emplean basándose en la patogénesis de estas sustancias (y creen, por lo tanto, que los alópatas se apoyan inconscientemente en la ley de los semejantes), los alópatas justifican su aplicación en función de la teoría patológica y farmacológica vigente.

> La colchicina inhibe la migración de granulocitos a la zona de inflamación y reduce la mayor producción de ácido láctico relacionada con la fagocitosis. A raíz de estos y posiblemente otros efectos en los leucocitos, la colchicina interrumpe el ciclo de sedi-

mentación de cristales de urato y la respuesta inflamatoria experimentada en el ataque agudo.(299)

Y sin embargo, se ha notificado un caso en el que la artritis gotosa se curó con colquicina pese a que el líquido sinovial no contenía, prácticamente, leucocitos.(300)

La propiedad farmacodinámica principal de digitalis es su capacidad para aumentar la fuerza de la contracción miocárdica [...] una acción inotrópica positiva [...] al incrementar la rapidez con que se desarrolla la tensión o fuerza.(301)

La acción farmacológica básica de los nitritos es relajar el músculo liso [...] el nitrito produce una dilatación más sostenida de los vasos coronarios mayores, como se ha determinado por arteriografía en el hombre [...] la isquemia miocárdica relacionada con la arteriopatía coronaria, y especialmente con ataques de angina péctoris trae como resultado una extracción menor de lactato o de producción neta de lactato por el miocardio [...] la nitroglicerina puede normalizar los porcentajes de lactato y potasio. Esto pone de manifiesto una disminución de la isquemia.(302)

Casi todos los medicamentos empleados en el tratamiento de la poliartritis han sido antiinflamatorios [...] Cuando se ha recurrido a un parámetro adicional de actividad –o sea, la capacidad para influir en las enzimas de los lisosomas, las cuales, por vía de sus productos de segmentación, dan origen a nuevos antígenos– se ha visto que las sales de oro, por ejemplo, que no pertenecen a la categoría de agentes antiinflamatorios clásicos, ejercen un efecto inhibitorio de hasta el 100% en las enzimas de los lisosomas y son capaces, por lo tanto, de interrumpir en un cierto momento el proceso de autoinmunización.(303)

La alopatía considera, sin duda, que el deber de la ciencia farmacológica consiste en dilucidar la relación de causa y efecto entre el remedio y el estado fisiológico o patológico del paciente. Tampoco cabe duda de que la homeopatía evita dar explicaciones sobre causa y efecto e interpreta la acción de una medicina en el organismo en función de la ley más general de los semejantes.

En cierto sentido, las dos «explicaciones» no se excluyen mutuamente, al menos a este nivel. Así, los compuestos de oro producen ciertos síntomas reumáticos en las experimentaciones y, sin embargo, podrían también «ejercer un efecto inhibitorio de hasta el 100% en las enzimas de los lisosomas». Pero, por ciertas razones prácticas y también teóricas, los homeópatas prefieren su forma de «explicación» y no la alopática.

Respecto de las ventajas prácticas, los homeópatas consideran que sus experimentaciones les permiten acumular un gran caudal de información acerca de cada sustancia medicinal y que en virtud de la ley de los semejantes el médico puede aplicar directamente este conocimiento en la atención de las necesidades de cada enfermo en particular. Los homeópatas preguntan: si estas medicinas pueden emplearse con gran exactitud estrictamente en base a las experimentaciones homeopáticas, ¿por qué es necesario recurrir a «explicaciones» teóricas que, como generalmente se admite, no son de fiar y están sujetas a continuos cambios?

Los homeópatas son conscientes, por lo tanto, de que la fiabilidad de la información obtenida en la experimentación es una gran ventaja práctica. Estas informaciones se ha venido utilizando desde hace unos 190 años sin necesidad de revisiones importantes. Las teorías alopáticas, en cambio, cambian de un decenio al siguiente y de un año a otro. ¿Cómo se las puede considerar fiables?

La homeopatía considera, pues, que su propio enfoque es eminentemente práctico, ya que la información derivada de la experimentación es precisa, concreta y fidedigna.

La homeopatía prefiere también su propio enfoque por razones teóricas más generales.

Considera, por ejemplo, que es anticuada la interpretación alopática de las ciencias médicas como un conjunto de relaciones causales. Este criterio «reduccionista» se aceptó en todas las ciencias hasta principios del siglo diecinueve, y a partir de entonces ha sido descartado por todos, excepto por los médicos alópatas.

Tal vez sea hora de descartarlo también aquí. Como afirmara René Dubos algunos años atrás:

> Este enfoque reduccionista, que ha llegado a dominar un área tan grande de las ciencias médicas, no es suficiente para abordar las situaciones complejas creadas por la respuesta del hombre o de los animales a la administración de sustancias biológicamente activas. (304)

Lo que se necesita es una ciencia de la medicina cuyos postulados y estructura se asemejen a los de las demás ciencias, evitándose las explicaciones «causales» y favoreciéndose, en cambio, hipótesis y leyes generales que describan el comportamiento de los fenómenos y permitan la predicción.

La homeopatía cumple con los requerimientos formales de ese tipo de ciencia y es, por ende, una formulación más moderna que la alopatía. Sus principios y postulados constituyen un caudal de conocimientos coherentes en los que se describe el comportamiento del organismo en estado de enfermedad y de salud y se prescribe el método que debe seguirse para devolver la salud al enfermo.

Y, como ya se observó, el mayor rigor y precisión de los principios homeopáticos sugerirían que esta disciplina es la más «científica» de las dos.

Si empleamos el lenguaje del método científico, podemos decir que los principios homeopáticos, junto con las reglas detalladas de su aplicación, constituyen una hipótesis unificada. Cuando el médico homeópata trata a un paciente de acuerdo con estos principios y reglas, está comprobando la validez de la hipótesis de la curación por medio de los semejantes. Los éxitos conseguidos con este tipo de tratamiento sirven de confirmación provisional de la verdad de la hipótesis homeopática.

Naturalmente, en ciencia nunca se comprueba definitivamente que una hipótesis es correcta, puesto que siempre pueden surgir datos que la contradicen o refutan. Pero hasta la fecha no han aparecido indicaciones contradictorias, y la verdad provisional de la hipótesis homeopática es aceptada por todos los que han tenido alguna experiencia con ella.

No es posible comprobar de la misma manera la corrección de los «principios» o de las «reglas de aplicación» alopáticos porque no existen ni principios ni reglas. Nunca se ha formulado en forma explícita una «teoría» alopática, aunque es posible encontrar partes y fragmentos implícitos en los supuestos de la alopatía y en los procedimientos alopáticos básicos (El autor está actualmente trabajando en un estudio crítico de la «teoría» alopática). De modo que la visión alopática de las ciencias médicas –como conjunto de relaciones de causa y efecto– no sólo es anticuada desde el punto de vista puramente formal, sino que nunca ha sido debidamente elaborada de modo que constituya una teoría operativa que rija la práctica de la medicina. Pensadores homeópatas y alópatas han lanzado contra ella muchas críticas incisivas.

En las explicaciones alopáticas «causales» suele confundirse la atribución de las causas con la descripción de los mecanismos. Lo que se presenta como determinación exacta de una causa resulta ser sólo la descripción de un mecanismo intermedio resultante de una causa aún oculta y desconocida. Los ejemplos precitados que «explican» la acción de la colquicina, digitalis, nitritos y sales de oro presentan sin excepción este defecto y cabe preguntarse si todas esas «explicaciones» no serán igualmente defectuosas. Como han señalado Goodman y Gilman,

> «cuanto más se estudia una supuesta acción, más probable es que se convierta en efecto y que la verdadera acción se situe fuera del alcance de nuestros medios de investigación actuales».(305)

Aun como «descripciones de mecanismos» las formulaciones alopáticas son insatisfactorias e inconcluyentes y suelen depender en última instancia de alusiones vagas referentes al sistema nervioso central para suministrar los eslabones que faltan en la cadena de la causalidad.

Lo cierto es que, si se considera la increíble complejidad de la fisiología del organismo, todas esas posibles explicaciones sobre causa y efecto parecen sumamente simplistas. En un reciente texto alopático sobre elaboración de nuevos medicamentos el autor dice que el efecto de un medicamento en el organismo puede dividirse en: su acción química o molecular y luego, la reacción en cadena a través de los demás niveles de organización del organismo (sistemas moleculares, sistemas polimoleculares, sistemas celulares, sistemas policelulares o tisulares, sistemas politisulares u orgánicos, etc). Con respecto al efecto químico o molecular de la medicina, este autor observa:

> «La relación entre constitución y actividad quimiobiodinámica de las moléculas en lo referente al primer nivel de acción quimiobiodinámica está sólo empezando a comprenderse...»(306)

Dice Rinkel, el autor de un texto publicado en 1963: «Creo que es justo decir que no conocemos todavía los detalles específicos de cómo las moléculas de cualquier medicamento afectan a las moléculas de cualquier célula», pero probablemente se haya avanzado algo desde aquella época.(307)

A continuación agrega que aun la posesión de estos conocimientos químicos o moleculares no le aclararía nada al investigador acerca de las reacciones de nivel superior, puesto que estas reacciones están determinadas por las características de organización de los agregados de nivel superior:

> Un problema crucial de la quimiobiodinámica, en vista de la complejidad y la integridad funcional de los sistemas biológicos, es la evaluación de la actividad de las sustancias medicinales respecto de sus efectos primarios. Se trata de un problema difícil porque la existencia de numerosos mecanismos de retroalimentación suele tender a anular o a exagerar las respuestas al medicamento. Es posible, naturalmente, aislar por diversos medios cada uno de los diversos sistemas que constituyen el sistema biológico a fin de evaluar la magnitud de los efectos primarios o secundarios de un medicamento. Son métodos que requieren el empleo de procedimientos quirúrgicos o la obstrucción de diversos procesos por medio de sustancias químicas cuya acción ya se comprende bastante bien. De cualquier modo, los detalles experimentales y la labor requerida, así como los procedimientos de control necesarios, son enormes [...](308)

Aun si pudiera aislarse ese mecanismo, ¿podría aplicarse con fiabilidad a un solo individuo enfermo? La investigación alopática, tanto clínica como fisiológica, confía en los resultados obtenidos en grupos de animales o grupos de pacientes. Como observara Bradford Hill, uno de los precursores de la elaboración de métodos estadísticos en medicina: «Los individuos no son necesariamente equivalentes. Lo que se estudia es la reacción de un grupo.»(309) Pero el médico, en contraposición al científico especializado en salud pública, trabaja con individuos, no con grupos, y esto plantea una seria dificultad metodológica:

> El análisis estadístico y las descripciones comúnmente empleadas nos dan pocos elementos que permitan predecir la probable respuesta de un individuo determinado dentro del grupo. Y sin embargo, este último es uno de los problemas más interesantes de la biología y el problema más apremiante del médico, para quien su preocupación es el individuo.(310)

La alopatía toma como patrón al individuo normal o medio, pero el individuo normal no existe. El bioquímico Roger Williams ha escrito:

> Cada individuo tiene una «modalidad metabólica» característica, como lo denota, por ejemplo, la composición distintiva de su saliva, orina y sangre [...] Esas modalidades se reflejan muy imperfectamente en cualquier serie de mediciones que podamos efectuar; están mucho más profundamente arraigadas que lo que las manifestaciones exteriores observadas podrían indicar [...] las diferencias entre las modalidades de dos individuos normales pueden ser grandes y superar en mucho las normas teóricas.(311)

Y «la probable conexión entre las variaciones que presentan las respuestas a los medicamentos y la individualidad bioquímica no se ha reconocido en general».(312) En la respuesta a los medicamentos influye toda una serie de factores: 1) variabilidad según la especie y la razas, 2) edad del sujeto y presencia de la enfermedad, 3) factores ambientales como clima, altitud, estación del año, temperatura, hora del día, 4) estado nutricional del sujeto, 5) sus antecedentes, formación y experiencia, y finalmente, 6) su constitución o temperamento:

> Los factores relativos a la constitución del individuo también influyen en la respuesta a los medicamentos. Cada individuo exhibe en general o en particular una vitalidad fuerte o débil, una sensibilidad o insensibilidad a las influencias ambientales, un exceso o falta de autodefensa, una integridad o deficiencia de los mecanismos de autocuración, que no puede localizarse en ningún órgano, tejido, o plasma. Pero, aunque de carácter y origen oscuros, estos factores de la constitución del individuo deben reconocerse y considerarse... Se ha demostrado que estas características están genéticamente reguladas, y la literatura especializada está repleta de referencias al temperamento y la personalidad como importantes variables que influyen en la respuesta cualitativa y cuantitativa a los medicamentos.(313)

Pese a estos obstáculos teóricos y prácticos, la medicina alopática permanece intensamente aferrada a las explicaciones causales. Mientras ocasionalmente se justifica una técnica sólo en función de sus resultados:

> En inmunoterapia, aún no se ha definido claramente la importancia de cada episodio inmunológico, ni se ha entendido la relación recíproca de los distintos parámetros. Aun en ausencia de una clara definición de la función inmunológica, los clínicos de todas partes del mundo creen que la terapia con inyecciones es un procedimiento eficaz.(314)

En la abrumadora mayoría de los casos se pide una justificación teórica. En alopatía, los procedimientos terapéuticos se legitiman con explicaciones causales.

Una de las funciones principales de la teoría médica es, por lo tanto proveer al facultativo de razones y explicaciones de los procedimientos que aplica al tratar a sus pacientes. Lewis Thomas escribe que el médi co de la generación de su padre

> en primer lugar [...] se esperaba que viniera y se hiciera cargo. Y en segundo lugar, y esto era probablemente su obligación más importante, tenía que explicar lo qué había pasado, y tercero, qué era lo más probable que pasara. (315)

La teoría está estructurada en forma de relaciones de causa y efecto a fin de cumplir la función social de legitimar los procedimientos terapéuticos del médico. Esto es tan cierto hoy como una generación atrás, aunque tan sólo sea porque el médico debe justificar el fracaso del tratamiento.

La homeopatía adopta un planteamiento diferente en el que se supone que una práctica bien fundada se justifica por sí misma y puede prescindir del apoyo de una teoría patofisiológica y farmacológica siempre cambiante. Estos médicos consideran que la completa ausencia de cambios fundamentales en la práctica homeopática en los últimos 190 años es signo de que esta práctica fue buena desde el principio.

La homeopatía, por lo tanto, justifica la práctica con la práctica. Las experiencias son experimentación pura y no se hace ninguna tentativa de «explicar» por qué un determinado remedio produce un tipo determinado de síntomas. La doctrina homeopática no es, y nunca puede ser, una teoría de la fisiopatología o de los efectos profundos de los medicamentos en el organismo. Se trata de un conjunto de reglas precisas para la práctica médica. Es la práctica cristalizada de generaciones de médicos que han aplicado y desarrollado la hipótesis propuesta por Hahnemann y ampliada por Hering y Kent.

Al rechazar la teoría fisiológica como guía de la práctica de la medicina, la homeopatía elude muchos de los problemas a los que se enfrenta la alopatía. Como ya se hizo notar, éstos provienen en parte del conflicto existente en la alopatía entre la teoría, derivada de la experiencia con grupos, y la práctica, que necesariamente se lleva a cabo con individuos. Las detalladas descripciones sintomáticas de la homeopatía permiten un elevado grado de individualización en la obtención de la historia clínica –de acuerdo con un método riguroso– y eliminan la necesidad de considerar al paciente como un mero representante de una categoría patológica.

La homeopatía rechaza la creencia alopática de que los mecanismos que regulan la acción de las sustancias medicinales puedan nunca ser explicados. La «acción real» de un medicamento siempre se replegará más allá de los medios de descubrimiento del investigador, si se la busca en el nivel celular, molecular o submolecular, puesto que los mecanismos de todos estos niveles están determinados por el comportamiento del organismo en su totalidad.

Cuando se considera que la totalidad del organismo es la causa de todos los cambios que en él se producen y se llega a la conclusión de que el comportamiento de todo el organismo puede entenderse a través de los síntomas visibles, se verá entonces que la «acción real» de la medicina se halla en la superficie, al alcance de la percepción y la inteligencia del médico.

En este sentido la homeopatía es el modelo de una doctrina médica holística, y en este momento de búsqueda del verdadero significado de una terapéutica holística la homeopatía se está colocando firmemente en la delantera.

* * *

Fue un extraño infortunio que la homeopatía surgiera en el siglo diecinueve –cuando los avances técnicos y científicos introducían el pensamiento reduccionista en la investigación de la naturaleza–. Como forma excepcional de medicina holística, la homeopatía tropezó naturalmente con la incomprensión de los médicos formados en la creencia de que el reduccionismo era el único método verdadero en ciencia.

Muchos de los mismos homeópatas no llegaron a entender la razón del abismo intelectual que los separaba de sus colegas alópatas.

Hoy día la atmósfera intelectual del ámbito científico es diferente. El reduccionismo se ve como un método inadecuado en todas las demás disciplinas científicas, y sólo la gran inversión intelectual, emocional y económica puesta en esta modalidad de pensamiento perpetúa el reduccionismo en la medicina.

Al mismo tiempo, en la medicina alopática pueden oírse hoy las voces que reclaman una reevaluación de su enfoque y su método. La homeopatía se ofrece a sí misma como respuesta a todos los que buscan una ruptura con el pasado y un florecimiento sin precedentes del pensamiento terapéutico en el futuro.

ANEXO I

LAS DILUCIONES HOMEOPÁTICAS EXPRESADAS COMO POTENCIAS DE 10

10^{-1}	1X	
10^{-2}	2X	1C (o 1CH)
10^{-3}	3X	
10^{-4}	4X	2C (o 2 CH)
10^{-5}	5X	
10^{-6}	6X	3C (o 3 CH)
10^{-7}	7X	
10^{-8}	8X	4C (o 4 CH)
10^{-9}	9X	
10^{-10}	10X	5C (o 5 CH)

etc, hasta el número de Avogadro: $6{,}12 \times 10^{-23}$

Muchos remedios homeopáticos se administran en diluciones superiores al límite de Avogadro, v.g.,

10^{-24}	24X	12C o 12 CH
10^{-400}	400X	200C o 200 CH
10^{-2000}	2000X	1.000C o 1M
$10^{-20.000}$	20.000X	10.000C o 10M
$10^{-200.000}$	200.000X	100.000C o CM
$10^{-2.000.000}$	2.000.000X	1.000.000C o MM

ANEXO II

LO QUE EL MÉDICO NECESITA SABER PARA PRESCRIBIR EFICAZMENTE

James Tyler Kent, M.D.

En este artículo del Dr. Kent se examina la serie de preguntas que el homeópata puede hacerle al paciente para obtener la historia clínica. Ningún homeópata hará todas estas preguntas, sino que formulará las necesarias para evaluar el conjunto de síntomas físicos y psicológicos singulares de cada paciente. Algunos de los términos y conceptos del artículo (escrito al finalizar el siglo pasado) pueden hoy parecer anticuados.[1]

Recibimos muchas cartas de pacientes que nos piden una medicina para alguna enfermedad de la que dan el nombre, y no mencionan ningún síntoma en el cual basarnos para extender una prescripción inteligente. El médico homeópata no tiene ningún remedio para el nombre de una enfermedad. La homeopatía es una ciencia exacta. Se basa en una ley natural, y el verdadero médico debe prescribir de acuerdo con esta ley de la naturaleza. La homeopatía no tiene ningún remedio específico para ninguna enfermedad denominada de una u otra manera, pero tiene un verdadero remedio específico para cada caso patológico individual. O sea que la homeopatía no trata la fiebre, ni cualquier otra enfermedad, en forma abstracta, sino que aplica la medicina a la personalidad individual que se halla en ese estado que produce o causa fiebre. Para aplicar debidamente el remedio homeopático, debe conocerse el estado del paciente como individuo por medio de la voz de la naturaleza que habla

1 Nota del traductor: En este cuestionario los síntomas se exponen según el orden alfabético inglés, tal como se encuentran en el repertorio de Kent, lo que explica su aparente desorden.

a través de los síntomas. El Bondadoso Creador ha querido que todo estado patológico se haga conocer por ciertos síntomas, y cuando quiera que se presente ese estado, también se presentará el mismo conjunto de síntomas. En cualquier enfermedad determinada hay otra clase de síntomas peculiares del individuo que difieren en alguna forma de los de otros casos de la misma enfermedad; estos síntomas muestran las características individuales del paciente e indican de manera inequívoca el remedio homeopático curativo. Al conocerse esos síntomas peculiares del paciente como individuo, puede elegirse el remedio homeopático que curará con seguridad toda enfermedad curable, ya se trate de tumores, crecimientos patológicos, cáncer u otras enfermedades de la piel, o cualquier forma de enfermedad crónica o aguda peculiar del hombre, mujer o niño.

Para obtener el resultado deseado, debe individualizarse cada caso, deben darse todos los síntomas de pies a cabeza, debe conocerse cada variación del estado de salud. Todo lo que no esté como debería estar es un síntoma y debe anotarse. No siempre puede darse este cuadro completo de la enfermedad en una comunicación por escrito, y por lo tanto es mejor que en la primera consulta el médico vea al paciente. Pero como muchos pacientes desean ser tratados por correspondencia y, en realidad, deben tratarse así en ciertas circunstancias, puede obtenerse el mismo buen resultado si el paciente escribe sus síntomas más prominentes, marcados, peculiares y característicos, especialmente los que difieran de otros casos de la misma enfermedad.

Escribir simplemente «tengo dolor de cabeza», «dolor de espalda», «una erupción», o «toso» no serviría de guía en la selección de un remedio homeopático. Esas declaraciones son demasiado generales y no sirven de mucho. Sería pura adivinanza elegir uno de los cien remedios posibles basándose en las declaraciones anteriores. Pero cuando a la declaración general «Tengo dolor de cabeza», usted le agrega las particularidades individuales «dolores fulgurantes agudos en el lado temporal izquierdo de la cabeza», usted simplifica mucho la selección del remedio. Si agrega además que los dolores «siempre aparecen con la menor exposición de la cabeza al aire frío», los dolores «mejoran estando acostado y con la cabeza abrigada» y «empeoran al levantarse, caminar, o al enfriarse la cabeza», usted está diciendo entonces justamente lo que el médico necesita para poder guiarse. Esto es lo que se llama «individualización del caso».

Mientras dura el tratamiento es necesario abstenerse de cualquier otra clase de medicamento, ya sea casero, farmacéutico, o prescrito por otro médico. No emplee alcanfor, perfumes, linimentos, gargarismos y cosas parecidas, ya que cualquiera de ellas puede obstruir seriamente la acción del remedio curativo. Si en cualquier momento empeora y piensa que necesita ayuda, escriba a su médico describiéndole los pormenores. Muy a menudo el remedio curativo provocará una agravación al principio del tratamiento, o en el primer período menstrual, pero se trata de un buen signo y no debe interferirse. Deje que el remedio haga su trabajo en profundidad.

Las sugerencias y preguntas siguientes ayudarán al paciente a describir su caso en la forma requerida por el médico homeópata para prescribir de forma inteligente. Estas preguntas y sugerencias deberán releerse hasta comprenderlas por completo. No haga conjeturas sobre el significado; aquí no se sugiere ni se pregunta nada que no sea de suma importancia. El éxito de la prescripción depende en gran parte de su habilidad para describir sus síntomas. NO CONTESTE NINGUNA PREGUNTA CON «SI» O «NO». Formule respuestas completas, dando todos los pormenores. Emplee su propio lenguaje; el lenguaje empleado en estas páginas es sólo una sugerencia. Exponga su caso en forma sencilla, completa, refiriéndose sólo a los hechos del caso. No se ocupe de las preguntas que no se refieran a su caso. Nadie tendrá necesidad de responder más que una pequeña parte de las preguntas presentadas, pero cada paciente debe leer atentamente cada línea y palabra y debe responder a todo lo que concierna al caso en cuestión. No repita la pregunta en su carta, exponga simplemente los hechos de manera detallada. Pase por alto todo lo que no entienda. Consulte el diccionario si encuentra palabras que no comprende para estar seguro de lo que va a exponer.

Las comunicaciones de los pacientes se mantendrán estrictamente confidenciales, nadie se enterará nunca de sus problemas privados ni de sus síntomas a través de ningún miembro del gabinete de su médico.

Por lo tanto, haga sus declaraciones con toda franqueza.

Mientras esté en tratamiento siga una dieta sensata. Evite todo lo que pueda hacerle daño o lo que le inspire duda. Evite los alimentos suculentos, grasosos, especias, pasteles, patés, golosinas, té, café fuerte y cualquier alimento o bebida que no le siente bien.

Sección 1. CUANDO VEMOS AL PACIENTE O CUANDO ESCRIBE POR PRIMERA VEZ

Escriba siempre su nombre y dirección completos; indique la edad, profesión, si está casado o soltero (cuánto hace que se casó), color del cabello y ojos, cutis y cualquier peculiaridad del paciente respecto de la morfología, apariencia, talle, etc., etc. Indique la talla y el peso. Explique si cualquier pariente cercano, paterno o materno, ha muerto o ha tenido problemas a causa de tuberculosis, asma, cáncer, tumores, escrófula (ganglios generalmente tuberculosos), urticaria, erisipela, enfermedades de la piel de cualquier tipo, o cualquier otro trastorno crónico; también cualquier peculiaridad de la familia paterna o materna. Presente la historia de su propio trastorno –como comenzó y cuánto tiempo hace que lo padece, y todos los cambios que haya experimentado; qué clases de medicina ha tomado por largo tiempo; qué cree que le ha causado el trastorno; qué nombre se le ha dado a la enfermedad; si ha perdido peso o adelgazado en los últimos meses; cuán a menudo se ha vacunado y cuáles han sido los efectos.

Subraye siempre los síntomas más prominentes y molestos, o indíquelos de cualquier otra manera para que el médico se entere de ellos sin ninguna duda.

Sección 2. DESPUÉS DE LA PRIMERA PRESCRIPCIÓN

Explique cuándo empezó a tomar el último remedio; describa todos los cambios de la afección o de sus síntomas desde que toma el remedio y la fecha en que experimentó los cambios, mencione los síntomas que han desaparecido por completo o han mejorado desde que toma el remedio, y todos los nuevos síntomas. Especifique los síntomas y precise los síntomas antiguos que han retornado desde el inicio del tratamiento.

Sección 3. SÍNTOMAS MENTALES

Los síntomas que conciernen el psiquismo y el humor son los más importantes de todos y deberán considerarse cuidadosamente y notificarse. Ponga mucha atención en esta sección.

¿Cómo está su memoria? ¿Para qué cosas tiene mala memoria? ¿Cuándo le falla la memoria? ¿Recuerda lo que lee? ¿Lee con interés y placer? ¿Puede concentrarse con facilidad? ¿ De qué manera ha cambiado su humor durante la enfermedad? ¿Es usted apacible, complaciente, triste, desesperanzado, obstinado, irritable, regañón, nervioso, hosco, alegre, feliz, o de qué manera ve afectado su humor? ¿Comprende con facilidad? ¿Contesta rápidamente o con lentitud las preguntas que le hacen? ¿Siente ansiedad, aprensión del futuro, aversión a que le miren o toquen, aversión a la gente, compañía o por ciertas cosas? ¿es tímido, tiene deseo de compañia o de soledad; deseo de morir; confusión mental, delirio, descontento, disgusto, temor del futuro, de la gente, de los animales o las cosas; cualquier sentimiento peculiar; la mente llena de ideas que se agolpan, malhumor, impaciencia, indecisión, indiferencia, celos, fácilmente excitable hasta las lágrimas o la risa, pereza, locuacidad (tendencia a hablar mucho); amor frustrado, melancolía, se ofende fácilmente, propenso a ser pendenciero, a la tristeza, regaños, gritos, suspiros, taciturnidad (poco amigo de hablar), pensamientos desagradables o persistentes, o agolpamiento de ideas, aversión a trabajar, jugar, o cualquier otra cosa? ¿Cómo ve el futuro? ¿Tiene delirios de algún tipo, o se imagina que ve cosas que no existen realmente, que su familia se ha enemistado con usted, que un hombre está debajo de la cama o en la casa, que alguien lo sigue o lo acosa, que es rico o pobre, o que morirá en el asilo, oye voces, o que lo llaman, o cualquier otra cosa por el estilo?

Trate de describir todos estos detalles en forma completa y minuciosa, ya que son muy importantes. Las preguntas y el lenguaje que aquí se emplean son meras sugerencias y sólo están destinados a indicarle cómo describir todos sus síntomas. Lo que se pretende aquí es dar sugerencias solamente. El paciente no debe limitarse a describir sólo los síntomas que aquí aparecen ni emplear este mismo lenguaje. Presente su caso con sus propias palabras del modo más completo y minucioso posible.

Sección 4. SENSACIONES

Las sensaciones también son importantes y debe tomarse nota cuidadosa de ellas.

En la Sección 6 figuran las sensaciones de dolor y dolores de toda clase. Estas sensaciones especiales pueden ocurrir en cualquier parte del cuerpo, o en el interior del organismo, o en la cabeza o las extremidades. Exprese la sensación que tenga con su propio lenguaje. Por simple o aun por ridícula que le parezca, es necesario darla a conocer.

Puede parecerse a un ratón o a un bicho que se arrastra; como el viento que sopla dentro de sus orejas u ojos; como si alguien le tirara del pelo; como un golpe en la espalda; como si una mano de hierro le estrujara el corazón; como si una garra le apretara los intestinos; como una astilla clavada en la garganta o en la carne; como una cuerda o un hilo en la lengua o en la garganta; como si se le hubiera dislocado una articulación; como una faja o un cordón alrededor de la cabeza; como si tuviera puesto un gorro o un sombrero; como un tapón en la garganta u otro lugar.

Estas son meras ilustraciones de algunas de las sensaciones ocurridas en otras personas y se presentan aquí para que se dé cuenta de lo que se entiende por sensaciones. Siempre indique la sensación y el lugar donde se produce.

Sección 5. MEJORÍA O AGRAVACIÓN

Esta sección se refiere a cada enfermedad, cada dolencia y cada síntoma. Cualquiera que sea el trastorno de que se trate, es necesario consultar esta sección. Asegúrese de que la agravación o mejoría que usted observe proviene de la causa dada.

El momento de agravación o mejoría se refiere al año, el mes, la semana, el día, la noche o la hora. Diga en qué momento el trastorno, o algún síntoma en particular, está mejor o peor. Diga en qué estación del año, en qué fecha del mes, si las fases de la luna tienen una influencia en uno u otro, en qué día de la semana, en qué hora del día o de la noche se presenta, mejora o empeora el trastorno o síntoma determinado.

¿Hay alguna posición que usted supone que le mejora o empeora el trastorno o síntoma determinado? Puede ser cuando usted acaba de acostarse, o después de estar acostado durante un rato, o al levantarse después de haber estado sentado; al estar de pie después de un rato de haber estado en dicha posición, o al sentarse después de haber estado de pie; al caminar, al caminar mucho, al caminar en la casa o al aire libre, o con aire frío o caliente, o por la noche; cuando corre, al correr rápida o lentamente; cuando se agacha, después de agacharse, o al levantarse después de haber estado agachado; al inclinar la cabeza hacia atrás, hacia adelante, a un lado, o al apoyar la cabeza sobre la mesa o la mano; al acostarse con la cabeza alta o baja; al acostarse en alguna posición especial; al gatear con las manos y rodillas; o al adoptar alguna otra posición de las tantas posibles.

¿Hay algo que le mejore o empeore el trastorno o síntoma determinado? Puede ser el leer, el escribir, la música, el subir o bajar las escaleras o una cuesta, el apretar los dientes, el sonarse la nariz, antes o después de las comidas, al respirar, al respirar profundamente, cuando mastica los alimentos, al comer o beber, al cerrar o abrir los ojos, al mirar hacia arriba, al mirar hacia abajo o al costado, por el calor, el frío, por el aire caliente o frío, el calor de la estufa o el sol, el aire seco o húmedo, al salir al aire libre o al entrar a una habitación caliente, la luz del sol o la luz eléctrica, al estar excitado, con miedo, afligido, triste, al ayunar, al tomar alguna clase de alimento o bebida, al estar en movimiento o quieto, cuando la nariz gotea o cuando está seca, al satisfacer las pasiones, al rascarse, frotarse, al principio del sueño, durante o después del sueño, al perder el sueño, al estornudar, antes de una tormenta o durante una tormenta, tormenta eléctrica, tormenta de nieve, al deglutir alimentos, bebidas o saliva, al hablar, cantar, oír conversar o cantar a otros, la música, el tacto, al girarse en la cama, al taparse o destaparse, el tiempo húmedo, seco, ventoso o nublado.

Todos estos factores se han enumerado para dar a entender la gran importancia que tiene prestar atención a pormenores que aparentemente no tienen mucha importancia. Cualquiera de estos síntomas puede tener poca o mucha importancia, pero sólo el médico podrá juzgarlo.

Sección 6. DOLORES

Indique el lugar exacto del dolor en la cabeza, cuerpo, brazos, manos, piernas, pies, etc.; el costado derecho o izquierdo; describa el lugar en la forma más detallada posible.

Explique si el dolor permanece en un lugar, o pasa a otro; si se muda o cambia de lugar, diga cómo, y a qué lugar se traslada. Mencione siempre donde se inicia el dolor y luego dónde pasa y cómo. Describa cómo le hace sentir el dolor; qué efecto tiene en usted; ¿cómo actúa usted cuando siente dolor? ¿Hay algo, alguna acción, posición, algún momento del día o de la noche, la aplicación de agua fría o caliente, o de calor o frío seco, alguna alteración climática, aire frío o caliente, o cualquier otra circunstancia que mejore o empeore el dolor o lo haga desaparecer por completo? (Véase la Sección 5.) ¿Hay alguna alteración en la apariencia o sensación de la piel, carne o huesos después de desaparecer el dolor? ¿Qué siente usted en general después que se va el dolor? ¿Cómo se presenta el dolor: en forma súbita o gradual? ¿Cuál parece ser la causa de que desaparezca?

¿Qué clase de dolor es? ¿A qué se asemeja, según su imaginación o modo de sentir? Esto es muy importante pues hay diversas clases de dolor, como el dolor cortante, penetrante, terebrante, de magulladura, irritable, doliente, punzante, urente, espasmódico, sordo, de tracción, mordiente, en forma de contracción espasmódica, como de parto, opresivo, paralizador, atenazante, apremiante, en forma de puntura, pulsátil, en forma de puntada, fulgurante, desgarrante, violento, errático (aparece en distintas partes del cuerpo), como si fuera una ulceración, una excoriación o un lugar en carne viva. Exprese la sensación de dolor en su propio lenguaje –simplemente como usted lo siente.

¿Cuánto tiempo dura el dolor? ¿Cuándo tiende a aparecer? ¿Cuándo tiende a desaparecer? ¿Hay alguna llaga, erupción o hinchazón en el lugar del dolor? ¿Alguna alteración en el color o en la apariencia acostumbrada de la piel en el lugar del dolor? Mencione cualquier otra cosa que se le ocurra acerca del dolor, especialmente todo lo que le parezca desusado o singular.

Sección 7. SECRECIONES DE TODA CLASE

Esta sección se refiere a las secreciones de llagas, furúnculos, fístulas, úlceras, etc., de los ojos, nariz, oídos, boca, partes genitales, pulmones, piel, etc.

Indique la cantidad y el momento o circunstancias patológicas en que la cantidad de secreción varía. (Sección 5.)

Indique la consistencia, si es fluida o espesa, filamentosa, coagulada como jalea, clara de huevo, papilla de avena, agua, etc., etc.

El aspecto exacto, su apariencia, el color, y el momento o las circunstancias en que varía de aspecto.

El olor, a qué le recuerda; si varía el olor y el momento y circunstancias en que varía.

Si causa o no irritación en el lugar donde se produce, y de qué manera; si la secreción tiene algún efecto sobre su estado general o su vitalidad; por cuánto tiempo ha continuado; si la secreción aparece y desaparece, y el momento y circunstancia de esta variación. Si es pegajosa, forma una costra, etc. Mencione cualquier otra cosa que haya podido observar.

Sección 8. CABEZA

Describa cualquier dolor como en la Sección 6. Describa cualquier llaga, protuberancia, o enfermedad de la piel como en las Secciones 7 y 32. Si experimenta alguna sensación en la cabeza, consulte la Sección 4.

¿Es su cabello muy seco, o graso? ¿Se quiebra en las puntas? ¿Se enreda fácilmente?, ¿cómo? ¿Crece con dificultad? ¿Tiene caspa? Cantidad, condición y aspecto. ¿Es el cabello aceitoso o grasoso? ¿Es quebradizo o se enmaraña? ¿Crece en forma dispersa o en manojos? Asegúrese de indicar el lugar exacto de cualquier trastorno en la cabeza y si es interno o externo.

VÉRTIGOS. Descríbalos como se sugiere en la Sección 5. ¿Qué posición, movimiento o causa provoca los vértigos? ¿Qué sensación experimenta? ¿Siente como si se cayera en una determinada dirección? ¿Le afecta la vista? ¿Se siente como si estuviera oscilando de un lado a otro, en círculo, cayendo, subiendo, flotando, como si la cama se estuviera hundiendo, los objetos que lo rodean se estuvieran moviendo, etc.? Dé todos los detalles posibles.

Sección 9. OIDOS

Describa el dolor como se sugiere en la Sección 6. Describa las secreciones como en la Sección 7. Las llagas como en la Sección 32. ¿Es el trastorno interno, dentro del canal, o en el oído externo? ¿Es el oído derecho o el izquierdo? ¿Es usted sordo? ¿Cuándo y cómo puede oír mejor? ¿Cuándo le cuesta más oír? ¿A qué distancia del oído derecho y del oído izquierdo puede oír el tictac de un reloj de bolsillo? ¿Está su audición mejorando o empeorando? ¿Puede oír mejor en medio del ruido, a caballo, o mientras viaja en un vehículo? ¿Le resulta difícil oír la voz humana u otros ruidos o sonidos? ¿Tiene usted un oído demasiado agudo? ¿Los sonidos le lastiman el oído o le resultan desagradables? ¿Oye algún ruido en el oído? ¿En cuál? Indique detalladamente cómo es ese ruido. Describa cualquier sensación en los oídos como se sugiere en la Sección 4. ¿Cómo le suena su propia voz?

Sección 10. OJOS

Describa el dolor en los ojos como se sugiere en la Sección 6. Las secreciones como en la Sección 7.

¿Tiene el trastorno en un ojo o en ambos? ¿En cuál? ¿En el párpado superior o en el inferior? ¿En la comisura interior o exterior del ojo? ¿Bajo el párpado o en la parte exterior? ¿Le llora un ojo o ambos? ¿Cuándo? ¿Cuánto? ¿Las lágrimas le irritan los ojos o las mejillas? ¿Cómo le afecta los ojos el leer o el coser? ¿Son sus ojos débiles? ¿La luz del sol o de una lámpara les hace daño o les hace llorar? ¿En qué momento están peor sus ojos? ¿Tiene alguna sensación peculiar en los ojos? (Véase la Sección 4.) ¿Por cuánto tiempo ha tenido este trastorno? ¿Ha tenido alguna vez usted o algún pariente cercano algún trastorno en los ojos? ¿Ha empleado alguna vez colirios o pomadas? ¿Puede atribuir el trastorno a alguna causa? ¿Qué aspecto le presenta la luz de una lámpara? ¿Tiene la luz de una lámpara un círculo peculiar alrededor de ella? ¿Tiene usted problemas de visión de cerca o de lejos? ¿Alguna tumefacción debajo de los ojos? ¿Círculos oscuros alrededor de los ojos? ¿De qué color? ¿Usa gafas? ¿A qué edad empezó a usar gafas? Si usa gafas, ¿qué pasaría si no las usara? ¿Ha tenido orzuelos? ¿En qué párpado y cuántos? ¿Ha recibido alguna vez un golpe u otra lesión en los ojos?

Sección 11. NARIZ

¿Es el trastorno interno o externo, en la parte anterior o posterior? Véase lo relativo a las secreciones en la Sección 7. Cuando se suena la nariz, ¿salen costras o tapones? Indique el tamaño, colores, olores, consistencia y cualquier otra información acerca de las costras. ¿Le irritan las secreciones la nariz o los labios? ¿Está la nariz dolorida, hinchada o irritada? (Véanse las Secciones 6 y 32.) ¿Se resfría fácilmente? ¿Los resfriados le afectan siempre la nariz ? ¿En qué circunstancias se resfría generalmente? Dé una explicación completa de los resfriados y catarros como se sugiere en las Secciones 5 y 7.

Sección 12. LA BOCA Y LA LENGUA

Indique si el problema es con la lengua o la boca, y qué parte de la boca. ¿Alguna llaga? Indique el lugar, aspecto, color y tamaño de las llagas. ¿Hundidas o elevadas? Con respecto al dolor en las llagas, véase la Sección 6. ¿Está la boca o la lengua seca o húmeda? ¿Mucha o poca saliva? Características, color, aspecto y cualquier peculiaridad de la saliva. Sed. (Véase la Sección 15.) ¿Mal aliento o aliento fétido? ¿Cuándo tiene aliento fétido y cómo es? ¿Algún sabor peculiar? ¿Alguna sensación peculiar? Véase la Sección 4. ¿Está la lengua húmeda o seca? ¿Cómo es la capa que recubre la lengua, su color y aspecto? ¿Qué parte de la lengua está recubierta? ¿Hay alguna peculiaridad acerca de esa capa? ¿ Cómo están los bordes de la lengua? ¿Cómo está la punta? ¿Cómo está la parte de atrás? ¿Muestra la lengua la marca de los dientes? ¿Puede sacar la lengua fácilmente? Cuando la saca, ¿se le va hacia un lado o tiembla? ¿Alguna hinchazón o irritación debajo de la lengua? Indique el sentido y lugar de cualquier fisura o hendidura que tenga en la lengua.

Sección 13. DIENTES

¿Está la dentadura sana o cariada? ¿Cuándo empezó a cariarse? ¿Qué dientes y muelas tienen caries? ¿Qué parte de la dentadura tiene caries? ¿Qué clase de empaste tiene usted en la dentadura? ¿De qué clase de metal tiene la dentadura postiza? ¿Son los dientes delanteros lisos o irregulares en los bordes, como una sierra? ¿Parecen los dientes sucios, amarillos, negros o cubiertos de mucosidad? ¿Le duelen? (Véase la Sección 6.) ¿Qué dientes le duelen? ¿Qué es lo que causa el dolor? ¿El aire frío, alimentos o bebidas calientes o fríos, cuando el cuerpo está frío o caliente, cuando está acostado, por la noche, etc., etc.? ¿Qué le alivia el dolor? (Véase la Sección 5.) ¿Hay algún abceso en la raíz de un diente? ¿Se le quiebran o desintegran los dientes fácilmente? Consulte también la Sección 4. ¿Están sanas las encías? ¿Le sangran las encías o se apartan de los dientes? ¿Tiene flemones dentarios? ¿No están los dientes firmes en las encías? ¿Se le ha estimulado alguna vez la secreción de saliva, por terapéutica mercurial, por ejemplo? ¿Están las encías y la dentadura en buenas condiciones desde entonces?

Sección 14. GARGANTA

¿Sufre usted problemas de garganta? ¿Ha tenido usted amigdalitis, difteria, crup o ulceraciones? ¿Le han cauterizado la garganta, le han efectuado ablación de las amígdalas, o ha empleado usted gargarismos fuertes? ¿Ha tenido dolor de garganta? (Véase la Sección 6.) ¿Le duele cuando ingiere alimentos sólidos, bebidas o saliva (ingestión en ayunas)? ¿El dolor se produce al tragar o después? ¿Le duele cuando no traga? ¿Tiene alguna sensación peculiar en la garganta? (Sección 4.) ¿Siente deseo de tragar constantemente? ¿En qué momento o por qué causa aparecen los problemas de garganta? ¿En qué lado de la garganta está el problema? ¿Es en la parte superior o inferior de la garganta? ¿Hay mucosidad que cause carraspeo? ¿En qué momento gargajea? ¿Qué es lo que provoca este gargajeo? ¿Los resfriados le afectan comúnmente la garganta? ¿Hay alguna irritación en la garganta? ¿Cuál es el aspecto, color y condición de la garganta? Con respecto a la hinchazón en la parte exterior de la garganta o cuello, véase la Sección 32.

¿Es clara su voz? Indique qué problemas tiene con su voz. Cuando habla o canta, ¿qué efecto tiene esto en su voz? ¿Es su voz aguda, grave o ronca? ¿Es su voz firme cuando habla? ¿Está usted ronco a menudo? ¿Es la ronquera dolorosa? ¿Cuándo aparece la ronquera? ¿Cuál es la causa de la ronquera?

Sección 15. COMIDAS Y BEBIDAS

¿Siente usted deseo de comer algún alimento en especial? (No sólo ganas de comerlo, sino un deseo irreprimible.) ¿Siente repugnancia por algún alimento o bebida en particular? Nombre, en cada caso, el alimento. ¿Tiene usted hambre gran parte del tiempo o en algún momento en especial? ¿Es el hambre o antojo por un alimento excesivo? ¿No tiene ningún deseo alimentario? ¿Tiene hambre y a la vez le repugna comer? ¿Come sin apetito? ¿Tienen los alimentos buen sabor? ¿Tienen los alimentos un sabor normal? ¿Cómo se siente antes de comer? ¿Se siente mal después de haber comido mucho o poco? ¿Quiere comer mucho a la vez, o poco? ¿Hay algún alimento especial que no le sienta bien? ¿Desea alimentos sólidos o líquidos? ¿Desea comer algo, pero no sabe qué? ¿Desea comer un alimento substancioso, o golosinas, caramelos, tortas, cosas dulces, cosas ácidas, etc., etc.? ¿Es el apetito siempre igual o variable? ¿Le satisface la comida? ¿Algunos problemas se presentan regularmente después de comer todo lo que desea, o después de comer sólo un poco? ¿Come de prisa o lentamente? ¿Tiene nauseas o vómitos después de comer? ¿Se le agravan otros síntomas cuando come? ¿Está soñoliento después de comer? ¿Le duele algo después de comer? (Véase la Sección 6.) ¿Pierde súbitamente el apetito o el gusto por la comida mientras come o en cualquier otro momento?

¿Está usted muy sediento, o no tiene nada de sed? ¿Desea beber con frecuencia, o rara vez? ¿Quiere beber mucho a la vez, o poco? ¿Qué efectos siente al beber? ¿Tiene algún problema después de haber absorbido líquidos? ¿Tiene preferencia por alguna bebida en especial? ¿Prefiere bebidas calientes, frías o heladas? ¿Se siente mal después de beber? ¿El hecho de beber le quita la sed? ¿Toma té o café? ¿Cuánto? ¿Toma bebidas alcohólicas u otros licores? ¿Toma mucha leche? ¿Le sienta bien la leche? ¿Tiene náuseas o vómitos después de beber? ¿Se le agravan otros síntomas cuando bebe? ¿Qué gusto le encuentra al agua y a las demás bebidas?

Sección 16. NÁUSEA, VÓMITOS, ERUCTOS, ETC.

Estos términos representan cosas diferentes. Es necesario hacer la distinción al explicar su caso.

ERUCTOS (la expulsión de gases por la boca). ¿Son frecuentes? ¿Cuándo aparecen por lo general? ¿Duran mucho cada vez? ¿Con qué se alivian? ¿Con qué empeoran? ¿Ayudan a aliviar el estómago, la garganta, el dolor cualquiera que sea su localización, o en general se siente mejor después de eructar? ¿Tiene dolor en alguna parte antes de eructar o mientras está eructando? La cantidad de aire eliminado, ¿es grande o pequeña? ¿Eructa fácilmente o con dificultad? ¿Hay algún otro problema que acompañe siempre a los eructos? ¿Hay alguna distensión del estómago o abdomen? ¿Trata de eructar, pero no puede? ¿Tiene náusea al mismo tiempo? ¿Siente algún sabor cuando eructa? ¿Sabor ácido, sabor a almendras, a manzanas, amargo, untuoso, fétido o pútrido, a alimentos digeridos, picante, rancio, salado, dulzón, etc.? Explique en su propio lenguaje cómo es el sabor.

¿Ha tenido arcadas? ¿Cuándo y en qué circunstancias? ¿Junto con otros trastornos? ¿En qué forma le afecta?

¿Ha tenido alguna vez pirosis (ardor de estómago muy molesto)? ¿Que trastornos le acompañan? ¿En qué forma le afecta?

¿Ha tenido alguna vez hipo? ¿Cuándo aparece? ¿Cuán a menudo? ¿Es doloroso? ¿Junto con otros trastornos? ¿En qué forma le afecta? ¿Con qué se alivia?

¿Ha regurgitado alguna vez la comida (despedir por la boca pequeñas cantidades de alimentos sin vomitar)? Dé detalles.

NÁUSEA (sensación de asco, aversión a la comida, malestar de estómago). ¿Dónde está localizada la náusea, o de dónde parece provenir? ¿Viene y se va, o una vez presente es constante? ¿Se presenta siempre a una hora determinada? ¿Qué parece causarla? ¿Hay algún otro trastorno o dolor que se presente antes de la náusea o junto con ella? ¿En qué forma le afecta? Describa la sensación con sus propias palabras ¿La náusea aparece en forma súbita o gradual? ¿Con qué se alivia? ¿Qué la empeora? ¿Viene acompañada de debilidad, desmayo, vértigos, palidez, cansancio? ¿Vomita o tiene arcadas junto con la náusea? ¿Transpira cuando tiene náusea? ¿Dónde está localizado el sudor? ¿El sudor es caliente o frío? ¿Piensa que le aliviaría vomitar? ¿Es simplemente náusea, o siente un gran malestar debido a la náusea?

ARCADA (esforzarse por vomitar sin conseguirlo). ¿Cuál es la causa? ¿Cuándo aparece? ¿Causa dolor en alguna parte? ¿En qué forma le afecta? (Consúltese Náusea y Vómito).

VÓMITO (arrojar por la boca el contenido del estómago). Describa minuciosamente lo que ha vomitado: el aspecto, consistencia, color, sabor, cantidad, etc.

¿Es ácido, agrio, como la clara de huevo, bilioso, amargo, negro, sanguinolento o consiste en sangre, azulado, pardo, arcilloso, como en poso de café, frío, grumoso, fecal, fétido, fluido, espumoso, glutinoso, grasoso, verde, como jalea, leche, lechoso, mucoso, mohoso, purulento o como agua de arroz, salado, dulzón, acuoso, blanco, con gusanos, amarillo?

¿El vómito es constante, abundante, compuesto de lo que ha bebido, lo que ha comido, difícil, doloroso, periódico, espasmódico, violento, incoercible, se produce lentamente, súbitamente, aparece rápidamente?

¿Cuándo ocurre? ¿Después de comer, después de beber, después de un escalofrío, al atragantarse, provocado por el café, el frío, acompañado de cólicos, durante convulsiones, tos, espasmos, durante la dentición, junto con eructos, erupciones cutáneas, después de un esfuerzo o ejercicio, durante la expectoración, cuando tiene fiebre, a causa de un dolor, por cólicos, al carraspear, con el calor, con el hipo, estando acostado, al levantarse, al levantarse de su asiento estando de pie, al moverse, de mañana, al viajar en un vehículo, después de dormir, por fumar, antes de la evacuación intestinal, al agacharse, por una insolación, al tragar, tener sed, sentir debilidad?

¿Hay algo, alguna posición, alimento o bebida, o aplicación que agrave los vómitos, o los alivie?

¿Hay algún trastorno que lo acompañe? ¿En qué forma le afecta? Describa en forma completa cualquier otro fenómeno que pueda ocurrirle a usted en relación con los vómitos.

Gastrorrea (dolor o sensación de ardor en el estómago y agua que sube a la boca). ¿Cuándo le aparece? ¿En qué cantidad? ¿Qué sabor tiene? ¿En qué forma le afecta?

Sección 17. EL ESTÓMAGO

El estómago está situado debajo de la parte inferior del esternón, o debajo de la depresión denominada boca del estómago.

En lo relativo a trastornos del estómago, indigestión, dispepsia, etc., es necesario consultar las Secciones 4, 6, 15,16. Respecto de la parte externa del estómago, consúltese la Sección 32. Lo correspondiente a distensión del estómago se encontrará en la Sección 18.

Sección 18. ABDOMEN

El abdomen (vientre) es la región del cuerpo situada entre el pecho y la pelvis.

En lo relativo a trastornos abdominales, consúltense las Secciones 4, 6, 15, 16. Respecto a la región abdominal externa consúltese la Sección 32.

¿Hay alguna distensión? ¿Cuándo se produjo la distensión? ¿Hay mucha o poca distensión? ¿Es debida a una tensión, es dolorosa, etc.? ¿Está todo el abdomen distendido o sólo en un lugar? ¿Qué efecto tiene en usted? Describa minuciosamente cualquier sensación peculiar en el abdomen, como se sugiere en la Sección 4. ¿Se siente algún ruido sordo o de gorgoteo? ¿Cuando aparece? ¿Cuánto tiempo dura el ruido sordo? ¿Está el abdomen hundido o abultado? ¿Hay sensibilidad dolorosa en el ombligo o sale exudado de este?

Describa en detalle las hernias como se sugiere en las Secciones 4, 5, 6, 32. ¿Desde cuándo existe la hernia? ¿Cómo empezó? ¿Hay alguna causa conocida que provocó la hernia? ¿Usa usted un braguero u otro dispositivo ortopédico?

Sección 19. ORINA Y MICCIÓN

La VEJIGA está situada por detrás y un poco por encima de la sínfisis del pubis en la zona medio e inferior del abdomen. Si siente dolor, descríbalo como se sugiere en la Sección 6. Describa las sensaciones como se sugiere en la Sección 4. ¿Ha recibido alguna vez un golpe o lesión en este lugar? ¿Ha sufrido alguna vez retención de orina y alguna vez incluso hasta sentir dolor? ¿Ha tenido distensión o aumento de volumen de la vejiga? ¿Siente ardor o inflamación en la vejiga? ¿Irritación o sensibilidad dolorosa? ¿Tiene sensación de presión hacia abajo? ¿Sensación de debilidad? ¿Sensación de desasosiego? Describa cualquier problema, dolor o sensación en la uretra (el canal a través del cual pasa la orina). Describa cualquier secreción de la uretra como se sugiere en la Sección 7. Consulte también las preguntas que figuran en las Secciones 36 y 37.

Los RIÑONES se hallan localizados a cada lado de la columna vertebral a nivel de la parte superior de la región lumbar y un poco por encima de la horizontal que pasaría por el ombligo. Describa cualquier dolor, sensación o problema en el área de los riñones como se sugiere en las Secciones 6, 4 y 5.

MICCIÓN (acción de orinar). ¿El deseo de orinar aparece en algún momento en especial, o siempre por la misma causa? ¿Hay dolor junto con el deseo de orinar? (Sección 6.) ¿Fluye la orina más fácilmente en alguna posición en particular o en circunstancias especiales? ¿Tiene deseo de orinar pero no puede? ¿Fluye libremente en un chorro, o en gotas? ¿Fluye enseguida o tiene que esperar antes de poder orinar? ¿Debe hacer algo para poder comenzar a orinar? ¿Sale la orina lentamente o en chorro? ¿Es urgente el deseo de orinar o puede esperar fácilmente? ¿Tiene usted micciones involuntarias de día, de noche, cuando tose, estornuda, o en cualquier otro momento? ¿En qué momento de la noche moja la cama? ¿Hay goteo o escape de orina sin darse cuenta o sin poderla retener? ¿En qué momento siente más deseo de orinar? ¿Tiene que levantarse de noche? ¿Cuán a menudo? ¿Puede orinar sin defecar o defecar sin orinar? ¿No siente deseo de orinar? ¿No orina y sin embargo no tiene inconvenientes? ¿Siente cómo fluye el chorro cuando pasa por el uréter? ¿Es el chorro intermitente, o sea, empieza y para? ¿Se debe forzar para orinar? ¿Es el chorro entero o está dividido?

Antes de la micción. Describa cualquier trastorno, dolor, etc., que aparece siempre antes de orinar. Describa el dolor como se sugiere en la Sección 6. ¿Tiene sensación de quemazón antes de orinar? Descríbalo e indique en qué lugar lo siente. ¿Siente una sensación de presión? ¿Otro flujo además de la orina? Sea tan explícito como pueda respecto a estos trastornos.

Durante la micción. Describa toda anomalía que aparezca al mismo tiempo que la micción, o que se produzca durante la micción. Describa los dolores como se ha indicado en la Sección 6. Describa minuciosamente los ardores que sienta y localícelos. Describa las sensaciones peculiares como se sugiere en la Sección 4. ¿Tiene escalofríos, frío, alguna secreción además de la orina, sensación de debilidad, dolor en alguna parte, una sensación de escalofríos en los músculos, etc.?

Después de la micción. Igual que en el párrafo anterior.

La ORINA. ¿Es la orina agria (corrosiva), negra, sanguinolenta, parda, urente, de color variable, clara (límpida, sin sedimento e incolora), turbia, como café, fría al orinar, recubierta de una película o membrana o una capa de impurezas en ella, oscura, se descompone rápidamente, en menor cantidad, escamosa, espumosa, como cola líquida, gris sucio, verdosa, de color oscuro, caliente, en cantidad excesiva (abundante), como jalea, de color claro, suprimida, espesa, de color violeta, límpida como el agua, como el suero de la leche, amarillo blancuzco?

Mencione si se produce cualquier variación entre la orina al evacuarse y después de un rato. ¿Qué olor tiene? ¿Orina arenilla? Describa el sedimento (la substancia que se deposita en el fondo del recipiente) minuciosamente en cuanto a cantidad, color, consistencia, aspecto, si varía o no, y otras características que pueda observar. ¿Se adhiere mucho el sedimento a las paredes del vaso? ¿Qué color, consistencia y aspecto tiene lo que se adhiere al recipiente?

Sección 20. HECES, DIARREA, ESTREÑIMIENTO

HECES (ya se trate de diarrea, disentería o estreñimiento). Características de las heces: ácidas, excoriantes, con burbujas de aire, en forma de bolas, cuentas, biliosas, sanguinolentas, producen ardor en las zonas de contacto, como carbonizadas, yesosas, variables, como espinacas trituradas, arcillosas, como granos de café, copiosas, se desmenuzan, grumosas, diarreicas, difíciles de expulsar, secas, disentéricas, grasosas, fecales, fermentadas, fétidas o pútridas, como copos, aplastadas, fluidas, espumosas, evacuadas con violencia, viscosas, como cola de pegar, granulosas, como desove de ranas, arenosas, salen en chorros, duras, llenas de agujeros, calientes, insuficientes, involuntarias, irregulares, como gelatina, nudosas, demasiado voluminosas, lientéricas (con comida sin digerir), líquidas, de forma alargada, deshechas, en forma de bola, membranosas, mezcladas, mucosas, blandas, de forma estrecha, ruidosas (con gases), inodoras, oleosas, dolorosas, indoloras, como papilla, pastosas, como sopa de guisantes, periódicas (en determinados momentos, además de las de cada mañana), salen a borbotones, abundantes, purulentas (como pus), retroceden cuando se empieza a expulsarlas (se deslizan hacia atrás), retenidas, retardadas, como agua de arroz, como fécula cocinada de sagú (un tipo de palmera), arenosas, escamosas, escasas (demasiado poco), como raspado de tripas, como estiércol de oveja, filamentosas, fusiformes, lentas de evacuar, de pequeña dimensión, como espuma de jabón, se evacúan mejor estando de pie, o inclinándose hacia atrás, feculentas, con aristas vivas, pegajosas, viscosas, súbitas y explosivas, como brea, tenaces, finas, filiformes, triangulares, de evacuación urgente (no pueden esperar), como el agua, blancas, con gusanos.

Color de las heces: ceniciento, negro, azulado, pardo, variable, oscuro, verde, gris, color como el hígado, rojizo, de varios colores, amarillo, blanco.

¿Cuándo evacúa las heces? A la tarde, cuando tose, después de beber, después de comer, con frecuencia, por la mañana, cuando está en movimiento, al menor movimiento, de noche, al mediodía, antes de orinar o mientras orina, después de lavarse.

¿Qué trastornos siente antes de evacuar las heces? Si es dolor, véase la Sección 6. Si tiene cualquier otro trastorno, explique dónde y descríbalo minuciosamente. Escalofríos, cólico, sensación de desfallecimiento, desmayo, flatulencia (gas en los intestinos), salida de gases, calor, aparición de hemorroides, decaimiento, pereza, náusea, sudor, tenesmo (pujo en el recto), sed, temblores, urgencia de evacuar el intestino (más de lo normal), vértigo (mareo, vómitos).

¿Qué trastornos siente mientras está evacuando las heces? Si es dolor, véase la Sección 6. Si tiene cualquier otro trastorno, explique dónde y descríbalo minuciosamente. Ansiedad, hemorragia, trastornos respiratorios, escalofríos, frío objetivo o subjetivo, cólico, sensación desagradable, lipotimia, síncope, flatulencia (gas en los intestinos), salida de gases, calor, aparición de hemorroides, hambre, náusea, nerviosidad, pérdida de líquido de las regiones genitales, somnolencia, pujo para evacuar las heces, sudor, sabor desagradable, tenesmo (pujo involuntario), sed, micción, vértigo, desvanecimiento, vómitos, debilidad.

¿Qué trastornos siente después de evacuar las heces? ¿Igual que durante la evacuación? Vea el mismo cuestionario que para éstas.

ESTREÑIMIENTO. Véase Heces en esta Sección. Si hay dolor, descríbalo como se sugiere en la Sección 6. ¿En que medida y cuándo tiene estreñimiento? ¿Hay algún trastorno que aparezca durante el estreñimiento o que lo acompañe? Describa todos los trastornos y dónde se producen ¿El estreñimiento le hace sentir mejor o peor? ¿Cuán a menudo evacúa el intestino? ¿Tiene algún deseo de evacuar el intestino? ¿Cómo le afecta el estreñimiento a su mente, sus tendencias, su cabeza y su respiración? ¿Desde cuándo sufre estreñimiento? ¿Es crónico? ¿Está el niño en período de dentición? ¿Se debilita mucho? ¿Adelgaza? ¿Tiene fiebre?

DISENTERIA (heces sanguinolentas). Las mismas preguntas que bajo Heces y Diarrea. Describa más minuciosamente la cantidad de sangre y moco, y las características del tenesmo (deseo continuo e ineficaz de defecar).

Sección 21. ANO, RECTO, HEMORROIDES

ANO. ¿Tiene usted algún trastorno en el ano? Absceso, dolores agudos, ano pulsátil, hemorragia, furúnculo, dolor como de magullamiento, ardor, desgarre, constricción, contracción espasmódica, calambres, sensación reptante, cortante, lancinante, secreciones (distintas de las heces), dolor dragante, tirante, sequedad, erupciones, excoriaciones (erosiones), fisuras (grietas), fístula (una abertura al lado del ano de donde sale secreción constante), calor, pesadez, inflamación (irritación), heridas, prurito, sacudidas, dolor (véase la Sección 6), compresión, sensación de tapón, presión, puntadas, prolapso (prominente); precise cuándo y cuales son las consecuencias, sensación de apertura, tenesmo, sensibilidad, dolor vivo (¿cuándo?), fulgurante, magulladura, dolor lancinante, puntadas, rezumo, hinchazón, latidos, cosquilleo, hormigueo, úlceras, verrugas.

RECTO. (La porción del intestino que termina en el ano.) Las mismas preguntas que figuran bajo Ano.

HEMORROIDES. Describa su aspecto. Color y tamaño. ¿Cuándo aparecieron? ¿Cuál es la causa de su aparición? ¿Cómo se alivia el dolor? ¿Qué las agrava? ¿Por cuánto tiempo las ha tenido? Con relación al dolor, consúltese la Sección 6. En lo referente a secreciones, véase la Sección 7. ¿Alguna sensación peculiar en las hemorroides (ver Sección 4)? ¿Hay hemorragias? ¿En qué cantidad y en qué momento? ¿Siente algún dolor o trastorno junto con las hemorroides en alguna otra parte del cuerpo? ¿Aparecen cuando tiene diarrea o estreñimiento? ¿Hay escozor, ardor, sensación de magulladura? ¿Son grandes o pequeñas? ¿Cuándo y en qué circunstancias las tuvo por primera vez? ¿Ha sido operado alguna vez? ¿Le han aplicado alguna vez una inyección esclerosante a nivel de estas hemorroides?

Sección 22. PULMONES Y RESPIRACIÓN

¿Los dolores que usted siente, se sitúan en los músculos torácicos o profundamente en los pulmones? Respecto al dolor, véase la Sección 6. Respecto de la tos y expectoración, véase la Sección 24. ¿Los resfriados le afectan en general a los pulmones? ¿Es su tos productiva? ¿Le resulta difícil acostarse sobre el lado derecho o izquierdo, o de espaldas, cuando tiene algún problema pulmonar? ¿Presenta estertores en el pecho? ¿Hay antecedentes de tuberculosis o enfermedades pulmonares en la familia paterna o materna? ¿Cuántos parientes cercanos han muerto por enfermedades pulmonares? ¿Siente algun dolor en los pulmones? ¿Una sensibilidad anormal a este nivel? ¿Ha padecido algún tipo de lesiones pulmonares debido a esfuerzos físicos demasiado violentos, a carreras, etc.?

¿Tiene alguna dificultad para respirar? ¿Qué es lo que le afecta la respiración? ¿Qué posición adopta cuando siente afectada la respiración? ¿Tiene dificultad para la espiración o la inspiración? ¿Siente la respiración afectada durante el sueño o después de dormir? ¿Mientras bebe?

En lo que concierne a las enfermedades de la región torácica externa, véase la Sección 32.

Sección 23. CORAZÓN

¿Tiene palpitaciones? ? ¿En qué momento y en qué circunstancias se producen? ¿Tiene algún problema a nivel del corazón después de haber comido o dormido? ¿Qué tipo de palpitaciones siente? ¿Es el latido del corazon regular, ruidoso, prolongado, rumoroso (runrún) o intermitente? ¿Algún otro sonido en el corazón además del latido? Respecto del dolor en el corazón, véase la Sección 6. ¿Laten juntos el corazón y el pulso? ¿Cuántos latidos por minuto? ¿Tiene azulados los labios o los dedos? Cuando tiene un problema con el corazón, ¿siente dificultad para respirar? ¿Tiene alguna sensación particular en la región del corazón? (Sección 5.) ¿Le afecta el corazón el estar en movimiento o el estar quieto? ¿Ha forzado el corazón haciendo ejercicio físico violento, alpinismo, etc.?

Sección 24. TOS Y EXPECTORACIÓN

¿Qué tipo de tos tiene usted? ¿Constante, parecida al crup, estridulosa, profunda, seca, explosiva, fatigosa, forzada, frecuente, con arcadas, entrecortada, acosadora, dura, áspera, sibilante, ronca, hueca, sacudiente, laboriosa, blanda, fuerte, húmeda, apagada, nerviosa, ruidosa, dolorosa, en paroxismos (accesos), periódica (en ciertos momentos), torturadora, rápida, estertorosa, resonante, abrupta, raspadora, como un chillido, agitada, cortante, corta, estridente, una sola tos a la vez, espasmódica, súbitamente sofocante, desgarradora, fastidiosa, con cosquilleo (¿dónde?), tirante, atormentadora, jadeante, violenta, sibilante?

¿Qué causa la tos? ¿Ácidos, enojo, ansiedad, café, el frío, el llanto, la dentición, mientras bebe, después de beber, el polvo, mientras come, después de comer, las emociones, excitación, un esfuerzo o trabajo, la fiebre, un susto, trastornos cardíacos, el calor, puertas adentro, el aire libre, la risa, problemas hepáticos, el menor movimiento, mucosidad en la garganta o los pulmones, la música, náuseas, olores, el tocar el piano, el correr, el humo, el agacharse, el hablar, cosquilleo (¿dónde?), el tiempo seco, el tiempo húmedo, el viento, el bostezar, el pasar del aire libre a una habitación cálida, el pasar de una habitación cálida al aire libre, cuando piensa en la tos, mientras estudia, sensación de vapores de azufre, plumas, o ¿qué más?

¿Cuándo aparece la tos? ¿De tarde, al anochecer, antes del mediodía, al acostarse, al incorporarse, de mañana, de noche, al mediodía, durante el sueño(¿lo despierta?), antes de levantarse por la mañana, justo después de levantarse, antes de medianoche, después de medianoche, al atardecer, cuando se va a la cama, poco después de ir a la cama, cuando está acompañado, cuando está solo, durante el día, solo de noche, etc.?

¿De dónde parece provenir la tos? ¿Del abdomen, el pecho (pulmones), detrás de la boca, la tráquea, el estómago, la garganta, etc.?

¿Dónde le duele cuando tose? ¿En qué forma le hace daño?

¿Qué efecto le produce la tos? Se sujeta la garganta, el pecho, la cabeza, el estómago o cualquier otra parte del cuerpo cuando está tosiendo? Respecto del dolor al toser, véase la Sección 6.

EXPECTORACIÓN. ¿Escupe algo cuando tose? Descríbalo como se sugiere en la Sección 7. ¿Qué gusto tiene? ¿Puede escupirlo? ¿Sale despedido de la boca mientras está tosiendo? ¿Flota en el agua o en el lavabo? ¿Varía en cuanto a cantidad, consistencia, sabor, etc.?

¿Cuándo expectora y cuándo no? ¿De mañana, al mediodía, tarde, atardecer, en la primera parte de la noche, después que ha pasado parte de la noche, mientras está en la cama, al levantarse por la mañana, después de levantarse por la mañana? ¿En qué otra circunstancia?

Sección 25. ARTICULACIONES

Indique el lugar y el lado de la articulación afectada. Respecto del dolor, véase la Sección 6. Describa cualquier sensación como se sugiere en la Sección 4. ¿Algún crujido al moverse? ¿Ha estado fuera de lugar o dislocada? ¿Ha estado dañada alguna vez? ¿Se siente como si estuviera dislocada? ¿Alguna erupción o llaga en la articulación? (Sección 32). ¿Está inflamada, caliente, hinchada, sensible, dolorida? ¿Se mueve fácilmente? ¿Está rígida, o tiene algún movimiento? ¿No la puede mover porque le duele, o por qué otra razón? ¿Está entumecida? ¿Tiene o ha tenido reumatismo? ¿Se le ha torcido alguna vez? ¿Está débil? ¿Tiene usted callos o juanetes? Indique y describa el lugar del dolor y demás pormenores. ¿Tiene problema para caminar?

Sección 26. MÚSCULOS

Para dolor muscular, véase la Sección 6. Para secreciones de los músculos (llagas de cualquier tipo), véase la Sección 7. ¿Están los músculos contraídos, nudosos, doloridos, rígidos, algún entumecimiento, punzadas, cosquilleo? Describa las sensaciones como se sugiere en la Sección 4.

Sección 27. HUESOS

Describa el dolor en los huesos como se sugiere en la Sección 6. Indique el lugar del hueso afectado. ¿Ha sido lastimado, magullado o fracturado en la parte afectada? ¿Se le quiebran los huesos fácilmente? ¿Hay alguna hinchazón del hueso? Describa el problema cuidadosamente con todos los pormenores.

Sección 28. ESPALDA

Para referirse al dolor véase la Sección 6. Consúltense también las secciones 5 y 32. Describa especialmente el momento o posición en que aparece el dolor. También, qué posición o acción (como presión, tenderse en una cama dura, etc.) contribuye a mejorar o a empeorar el dolor. Indique cuidadosamente qué parte de la espalda es la afectada. Describa las sensaciones como se sugiere en la Sección 4. ¿Se ha lesionado alguna vez la espalda de alguna manera?

Sección 29. HERIDAS Y LESIONES

¿Tuvo alguna vez heridas o lesiones graves? Después de sufrir la lesión, ¿era bueno su estado general de salud? ? ¿Ha tenido alguna fuerte caída? Descríbala minuciosamente. ¿Es la herida un corte, un desgarro, punción, por arma de fuego, picadura de insecto, esguince, o qué? Con respecto a las secreciones, véase la Sección 7. Para el dolor, véase la Sección 6.

Indique el lugar exacto. ¿Cuál fue la causa de la herida o lesión? ¿Salió mucha sangre, poca, o nada? ¿Se curó la herida sin dificultad? ¿Qué aspecto, color y forma tiene la cicatriz? ¿Le causa algún trastorno la cicatriz? ¿Cambia de color la cicatriz en algún momento? ¿Qué clase de insecto le picó (si es que la picadura le ha producido mal efecto)? ¿Qué le produjo la magulladura? ¿Qué color y aspecto tiene la magulladura y cuán grande es? ¿Qué le produjo la quemadura (vapor, agua caliente, fuego, cera caliente, etc.)? ¿Cómo es de grande y qué aspecto tiene la quemadura? ¿Es profunda o sólo en la piel? ¿Qué produjo el corte o laceración? ¿Era profunda o superficial? ¿Está la herida fría o muy caliente?

Sección 30. HEMORRAGIA

Indique la causa de la hemorragia. Indique el lugar de la hemorragia o de dónde proviene. ¿Rezuma, fluye o sale en chorro la sangre? ¿Es la sangre fluida o espesa, coagulada, grumosa, fibrosa, caliente? Describa el color y aspecto de la sangre. ¿Es usted propenso a tener hemorragias? ¿Lo debilitan las hemorragias? ¿Hay alguna sensación peculiar junto con la hemorragia? Indique todos los demás pormenores que conozca.

Sección 31. CRECIMIENTOS PATOLÓGICOS, TUMORES, CÁNCERES, ETC.

En este caso deben conocerse todos los síntomas de pies a cabeza, de modo que será menester consultar todas las secciones de este artículo y describir los síntomas tal como se indica. Todos estos trastornos pueden curarse mediante la aplicación oportuna de un remedio homeopático de uso interno. No se los cura cortándolos. Si se los corta se elimina el efecto de la enfermedad, pero no se elimina la enfermedad en sí. Es como cortar malezas: crecen de nuevo, en el mismo lugar o en otra parte. La cura requiere meses de tratamiento cuidadoso. Si se curan de esta manera, permanecerán curados.

Indique el lugar exacto. Describa el dolor como se sugiere en la Sección 6. Describa las secreciones como en la Sección 7. Si es externo, describa el aspecto. Si es interno, describa la sensación que le produce al palparlo. Indique el tamaño y la forma general. ¿Cuánto hace que comenzó a aparecer? ¿Es duro, blando, depresible, desplazable? ¿Produce alguna sensación? (Sección 4.) ¿Ha tenido alguna vez una lesión o golpe en ese mismo lugar o cerca de allí? Describa cómo comenzó y el crecimiento. ¿Ha crecido lenta o rápidamente? ¿Está pegado a la piel (si está debajo de la piel)? ¿Crece en algún momento en particular o por alguna causa? ¿Qué nombre le han dado los otros médicos? ¿Qué tratamiento ha tenido para esto? ¿Se le ha practicado alguna vez una operación quirúrgica para este u otro trastorno parecido? ¿Ha aplicado alguna medicina en ese lugar? ¿Lo ha modificado de alguna manera el tratamiento o la aplicación local? ¿Conoce algún pariente cercano suyo del lado paterno o materno que haya tenido un trastorno igual o parecido?

Sección 32. ENFERMEDADES DE LA PIEL

Esta sección comprende todas las erupciones, granos, pústulas, zonas doloridas, panadizos, abscesos, úlceras, ántrax, furúnculos, verrugas, crecimientos patológicos, tumores, cáncer y demás enfermedades similares, pues todas ellas son pasibles de tratamiento homeopático interno.

Consúltense las Secciones 4, 5, 6, 7 y 31.

¿Cicatriza la piel fácilmente después de sufrir una lesión? ¿Alguna aspereza, grietas, llagas por lavarse o por el frío? ¿Es usted propenso a sufrir enfermedades de la piel, y desde cuánto tiempo atrás? ¿Tiene algún pariente cercano con el mismo trastorno o con algún otro problema de la piel? ¿Ha sido usted vacunado? ¿Cómo le prendió la vacuna y qué efecto tuvo? ¿Ha tenido usted sarna? ¿Qué tratamiento le administraron? ¿Ha tenido sarampión, escarlatina, varicela, viruela, paperas, u otras enfermedades parecidas, y cómo anduvo durante la enfermedad y después de ésta? ¿Le han practicado alguna operación quirúrgica para extraerle un tumor, crecimiento patológico, etc.? (Sección 31.) ¿De qué manera son sus uñas diferentes de las uñas sanas? ¿Tiene usted padrastros? ¿Uñas encarnadas en los dedos de los pies? ¿Tiene usted pies fétidos, sudorosos? (Sección 7.) ¿Cuánto tiempo hace que tiene este trastorno de la piel? ¿Cómo empezó? ¿Es este trastorno sensible al tacto o a la presión? Indique el lugar exacto que ha sido afectado. ¿Ha sido tratado el trastorno de la piel con aplicaciones locales? ¿Se le ha suprimido o aparentemente curado alguna vez una enfermedad de la piel con aplicaciones locales? En caso afirmativo, ¿qué enfermedades y cuándo? ¿Cómo es la enfermedad o llaga? ¿Qué aspecto tiene la piel que está alrededor o debajo de la llaga? ¿Le pica la llaga? ¿Qué pasa si se rasca? ¿Hay costras? ¿Cuál es el aspecto y forma general de las costras? ¿Hay pus debajo de las costras? (Véase la Sección 7.) Describa cualquier secreción de las pústulas como se sugiere en la Sección 7. Describa el dolor como se indica en la Sección 6. ¿Presenta alguna aspereza la piel? ¿De qué manera la piel se diferencia de la piel sana? ¿Le pica la piel? (Sección 5.) Indique el lugar, color y características de las pecas y manchas que tenga en la piel, ya sean pequeñas o grandes. Indique el lugar, color y aspecto de los lunares y verrugas. Si hay hinchazón, ¿en qué lugar está y qué color, tamaño, forma y aspecto tiene? ¿Tiene en la piel sensación de picor, ardor, de pellizco, de insectos o bichos que se arrastran, pican o cualquier otra sensación? Véanse las Secciones 4 y 5. Es la piel oleosa, brillante, escamosa? ¿Qué color tiene la piel? ¿Es el color permanente o natural? Describa las granos, pequeñas ampollas, etc., indicando el lugar, tamaño, contenido, aspecto, etc. Describa los callos y juanetes, su aspecto, lugar donde se hallan y dolor como se indica en la Sección 6.

Sección 33. FIEBRE, ESCALOFRÍOS Y TRANSPIRACIÓN

¿Siente usted oleadas de calor? ¿Siente oleadas de calor y escalofríos en forma simultánea o alternada? Indique el lugar y el momento en que aparecen. ¿Tiene temblores? ¿Es usted propenso a tener escalofríos generales, o en ciertos lugares? ¿Dónde comienza el escalofrío y qué curso sigue? ¿Le gusta o desea la tibieza o calor dc la estufa, el sol o una manta? ¿Se siente mejor cuando hace calor o cuando hace frío? ¿Tiene sed cuando tiene escalofríos, fiebre o está transpirando? ¿Tiene hambre cuando tiene escalofríos, fiebre o esá transpirando? ¿En qué momento del día o de la noche aparece el escalofrío, fiebre o transpiración? ¿En qué momento es mayor? ¿En qué momento es menor? ¿Qué causa, aparentemente, el escalofrío, fiebre o transpiración? ¿Por cuánto tiempo continúa el escalofrío, fiebre o transpiración? ¿En la fiebre intermitente pasa usted por una etapa precisa de escalofríos, fiebre y transpiración? ¿Cómo se siente generalmente entre el escalofrío, la fiebre y la transpiración, o después de tener una de estas tres cosas? Cuando tiene fiebre intermitente (paludismo), ¿hay días u horas en los que se siente perfectamente bien? ¿Tiene una parte del cuerpo caliente y otra fría? ¿Tiene escalofríos a una cierta hora o en un día determinado? ¿Qué predomina o es peor: los escalofríos, la fiebre o la transpiración? ¿Está la piel caliente, seca, húmeda, roja, pálida, fresca o morada cuando tiene fiebre? ¿Se le pone la carne de gallina con los escalofríos o cuando esta tiritando? ¿En qué estado la tiene con la transpiración? ¿Cuál es la frecuencia del pulso? ¿Es el pulso lleno, saltón, filiforme, se salta un latido, es imperceptible, depresible?

¿Es la TRANSPIRACIÓN local o general, en todo el cuerpo? ¿Transpira siempre alguna parte de su cuerpo? ¿Transpira la parte de su cuerpo que está cubierta o descubierta? ¿Es la transpiración caliente, fría, pegajosa, mohosa, viscosa, fétida, grasosa, acre, agria? ¿De qué color es? ¿De qué color mancha la ropa? ¿Lo debilita la transpiración? ¿Cómo se siente durante y después de transpirar? ¿Transpira fácilmente? ¿Dónde y en qué parte de su cuerpo transpira más?

Mencione cualquier otra peculiaridad de los escalofríos, fiebre o transpiración. ¿Ha tenido alguna vez fiebre intermitente? ¿Cuándo, por cuánto tiempo, y qué medicina tomó para la fiebre intermitente? ¿Ha estado bien desde que tuvo la fiebre intermitente?

Sección 34. EL DORMIR Y LOS SUEÑOS

Indique cuándo y bajo qué circunstancias se siente anormalmente amodorrado o soñoliento. Indique cuándo y en qué circunstancias tiene episodios de bostezo. ¿Son los bostezos dolorosos o espasmódicos? Indique todos los trastornos o síntomas que se presentan antes o después de dormir, mientras duerme o cuando está a punto de dormirse. Indique todos los trastornos que se presentan apenas se despierta y cómo se despierta? ¿Qué le despierta durante la noche? ¿Duerme usted profundamente o se despierta con facilidad? ¿Qué le hace perder el sueño? ¿Cuándo y en qué circunstancias pierde el sueño? ¿Qué es lo que parece mantenerlo despierto cuando acaba de acostarse o cuando se despierta durante la noche? ¿Se despierta con frecuencia durante la noche? ¿Se siente descansado y fresco después de dormir? ¿Cómo se siente al despertarse y al levantarse por la mañana? ¿Duerme la siesta o duerme en algún otro momento del día? ¿Se siente bien después de haber dormido durante el día? ¿Le resulta fácil o difícil despertarse? ¿Duerme tranquilo o se revuelve y da vueltas mientras está dormido? ¿Prefiere dormir con la cabeza alta o baja? ¿Tiene pesadillas? ¿Ronca ruidosamente? ¿Gime, grita o hace otros ruidos mientras duerme? ¿Transpira cuando está dormido? ¿Rechina los dientes mientras duerme? ¿Sueña mucho? ¿Recuerda lo que ha soñado? ¿Le perturban los sueños después de despertarse? ¿En qué momento de la noche sueña? ¿El sueño se repite durante la misma noche, o más adelante? ¿Son los sueños confusos, agradables, horribles, espantosos, repulsivos, desagradables, agitados, vívidos? ¿Sueña con accidentes, animales, gatos, perros, sangre, negocios, la iglesia, la muerte o cadáveres, que baila, que hay peligro, que bebe, se ahoga, que come, se cae, con fuego, que vuela, con fruta, fantasmas, caballos, casas, que tiene hambre, con relámpagos, desgracias, dinero, crímenes, gente, que reza, lo persiguen, se pelea, viaja en un vehículo, con robos, placer sexual, que dispara armas de fuego, con enfermedades, serpientes, la nieve, que habla, tiene sed, viaja, con árboles, que orina, que vomita, con agua, que llora? ¿Acostumbra a soñar despierto?

Sección 35. PARA MUJERES SOLAMENTE

En el tratamiento de las enfermedades peculiares de la mujer deberán darse todos los síntomas, de pies a cabeza, y la historia previa. Raramente se requieren exámenes locales y tratamiento local, y el médico homeopático los hará sólo cuando sean realmente necesarios. En estas enfermedades, como en todas las demás, la naturaleza habla a través de los síntomas que señalan condiciones y estados bien comprendidos por el médico debidamente informado. Estas enfermedades, como las enfermedades de otras partes de la economía humana, pueden tratarse con remedios homeopáticos por via interna; deberán tratarse como las enfermedades ocultas, impenetrables al ojo del médico, por el lenguaje de la naturaleza, por los síntomas que indican la condición patológica y el remedio curativo homeopático. No hay necesidad, en la mayoría de los casos, de aplicaciones locales, operación quirúrgica, pesarios y sostenes, cauterización, extracción de la matriz o los ovarios, con el consiguiente impacto en la modestia de la mujer. Todas estas enfermedades se han curado mediante remedios homeopáticos internos, y el médico inteligente puede volver a recurrir a ellos. Nos damos perfecta cuenta de que hay condiciones y estados que requieren la pericia del cirujano, pero la cirugía debe ser el último recurso. Si bien se necesita más tiempo para efectuar una cura por medios medicinales, ésta es ciertamente más agradable, menos repulsiva para la mujer recatada, menos peligrosa, y más conforme a los planes de un Creador benéfico.

Se ha dicho y demostrado con frecuencia que la homeopatía es la mejor amiga de la mujer. Respeta su modestia, preserva su feminidad, lleva alivio a las numerosas dolencias peculiares de su sexo y hábitos, y lo hace en forma más agradable. Podría sugerirse, entre paréntesis, que gran parte del sufrimiento de la mujer proviene de sus hábitos de vida y de su obediencia a los caprichos de la moda.

En esta sección nos referiremos solamente a los síntomas peculiares de la mujer. Cualquiera que sea la enfermedad o trastorno de que se trate, la paciente deberá leer todas las secciones anteriores y explicar minuciosamente la totalidad de sus síntomas como allí se indica. Tendrá que considerar atentamente, además, todas las partes que componen esta sección.

MAMAS (los pechos). Respecto del dolor, véase la Sección 6. Respecto de las secreciones, véase la Sección 7. Para lo relativo a erupciones cutáneas, manchas, bultos duros, crecimientos patológicos, cáncer, etc., consúltense las Secciones 31 y 32. ¿Ha tenido alguna vez un absceso (pulsátil) en los pechos? ¿Se ha lesionado alguna vez los pechos? ¿Están los pechos fríos? ¿Están duros, hinchados, inflamados, calientes, sensibles, irritados? ¿Están los pechos sin desarrollar (demasiado pequeños) o demasiado grandes? ¿Tiene comezón en los pechos? ¿Le duelen los pechos cuando amamanta al niño (Sección 6)? ¿Tienen sus pechos algún líquido o leche si no está amamantando?

¿Tiene algún problema con los pezones o la zona circundante? ¿Tiene trastornos como flujo de sangre, ardor, grietas, erupciones, secreciones viscosas, o están duros, inflamados, invertidos o retraídos, con comezón, dolor (Sección 6), enrojecidos, sensibles, doloridos, hinchados, con úlceras?

GENITALES (órganos sexuales externos). Consúltense especialmente las Secciones 4, 6, 31 y 32.

¿Tiene algún problema de los genitales? Sensación de mordedura, hay ardor, congestión, grietas, se han agrandado, presentan erupciones, pérdida de pelo, calor (se sienten calientes), hay inflamación, irritación, comezón, humedad, están en carne viva, sensibles, con escozor, sensación punzante (como con agujas), sensación aguijoneante (como por picaduras de insecto), transpiración, hinchazón, cosquilleo, tumores, úlceras, sensación voluptuosa, verrugas. Si tiene algún trastorno, dolor, etc., explique todo lo relativo a la agravación y el mejoramiento, Sección 5.

VAGINA (el canal que lleva de la matriz al orificio externo de los genitales). Consúltense especialmente las Secciones 4, 6, 7, 31.

Explique en forma completa cada uno de los trastornos vaginales. No deje que el pudor le impida describirlos detalladamente, pues esta información es estrictamente confidencial.

Puede darse que no haya ninguna sensibilidad en la vagina, pesadez pélvica, puntadas, ardor, frialdad, congestión, constricción y retracción de las paredes, secreciones (véase Leucorrea), dolor dragante, tirante, sequedad, flatos o ventosidad de la vagina, turgencia, granulaciones, calor indebido, pesadez, inflamación, irritación, comezón, sacudidas, dolor, presión, compresión, prolapso o caída de las paredes de la vagina, carne viva, sensibilidad, escozor, dolorimiento, puntadas, hinchazón, úlceras, verrugas.

OVARIOS (la región de los ovarios está situada a cada lado de la matriz y más arriba de las ingles). Consúltense especialmente las Secciones 4, 5, 6.

Indique siempre el lado en que siente el trastorno. Si hay agrandamiento o tumor, describa minuciosamente el dolor (Sección 6), ya sea que éste aumente o disminuya, su relación con las secreciones de la vagina y el flujo menstrual, cuánto tiempo lo ha tenido, si el crecimiento es rápido o lento, si es desplazable y el tamaño aproximado ¿Ha tenido alguna vez una lesión en la región de los ovarios? ¿Tenía algún problema antes de casarse? ¿Ha tenido alguno de sus familiares, o su madre, un trastorno igual o parecido?

Indique todos los demás trastornos. Puede haber dolor, dolor expulsivo, taladrante, quemante, calambroide, dolor pesante, tironeante, royente, moliente, pesadez, endurecimiento, inflamación, escozor (interno), sacudidas, entumecimiento, dolor pellizcante, presión, sensación de desplazamiento, sensibilidad, sensibilidad dolorosa, dolor fulgurante, dolorimiento, sensación urticante, puntadas, hinchazón, palpitación o pulsación, estremecimiento, torsión, etc.

EL ÚTERO (la matriz está situada en la mitad inferior del abdomen, por detrás y extendiéndose un poco por encima de la vejiga).

Aquí conviene hacer algunas preguntas muy delicadas pero importantes. Si responde con franqueza, le dará información muy necesaria al médico. Estas preguntas, como todas las demás, no se contestarán si no hay algo anormal. ¿Contrajo en la infancia o más tarde el hábito de masturbarse? ¿En qué medida lo practicaba? ¿Tiene deseos sexuales indebidos? ¿Ha perdido el deseo sexual? ¿Es la relación sexual dolorosa o desagradable? ¿Ha sido excesiva la relación sexual? ¿Ha tenido la relación sexual malas consecuencias (después de algunas horas)? Si está casada, ¿cuántos hijos tiene? Si no tiene hijos, ¿hace algo para no tenerlos? ¿Cómo hace para no tener hijos? Es conveniente que dé una explicación completa de cualquier anormalidad relacionada con estas cosas y pregunte todo lo que necesite para comprender mejor.

Consulte especialmente las Secciones 4, 5, 6, 31 para lo relativo a los trastornos de la matriz.

¿Tiene usted consciencia de la matriz? (Normalmente no hay sensación, y por lo tanto no hay consciencia, de ningún órgano interno.) Explique la sensación si le parece que la matriz no está en debida posición. Si siente dolor u otro trastorno en cualquier otra parte del cuerpo que parezca estar conectado con la matriz, explique los detalles y mencione qué relación parece existir. ¿Le ha descendido la matriz? En caso afirmativo, diga en qué medida, los trastornos que le acarrea, el momento y la causa, qué los alivia o los agrava (Sección 5), y el efecto que le produce en general. ¿En qué medida ha usado usted un pesario o sostén, y qué pasaría si usted no usara ninguna de estas cosas? Respecto a las hemorragias, véanse las Secciones 7 y 30, y «Flujo» bajo Menstruación en esta Sección. ¿Ha recibido usted alguna lesión en la región de la matriz? ¿Se ha perforado o desgarrado durante el parto?

En los trastornos de la matriz puede haber dolor, contracciones expulsivas (como si todo fuera a salir afuera), ardor, sensación urente, contracción, congestión, calambres, dolor incisivo, secreción (véase Vagina en esta Sección), sufrimiento, dolor tironeante, agrandamiento, turgencia, pesadez, dureza, inflamación, dolores como de parto, desplazamiento, neuralgia, dolor, presión, sensibilidad, dolorimiento, espasmos, sensación de compresión, hinchazón, palpitación, etc.

MENSTRUACIÓN (la regla mensual o período). Para lograr una pronta cura, es menester que las pacientes sean muy observadoras y comuniquen todos los síntomas tal como se indica en otras Secciones. El intervalo entre los períodos menstruales es de 28 días, que se cuentan desde el comienzo de un período hasta el comienzo del siguiente.

¿A qué edad tuvo su primera menstruación? ¿Tuvo algún problema antes o durante el primer período? ¿Se le interrumpió o alteró alguna vez la menstruación porque se le mojaron los pies, por haberse mojado usted, por haber tomado frío, por haberse asustado, enfermado, o por cualquier otra causa? ¿Ha sido la menstruación irregular o dolorosa a partir de un momento determinado? ¿Es su menstruación demasiado frecuente, demasiado espaciada, atrasada, regular, temprana, tardía? ¿Cuán a menudo la tiene? Respecto del dolor durante la menstruación, descríbalo como se indica en la Sección 6, y antes, durante y después de la menstruación, en esta Sección. ¿Tiene la menstruación mientras amamanta a su hijo? ¿Tiene usted flujo blanco o un poco de sangre por la nariz en lugar de la menstruación? ¿Cuánto le dura la menstruación? ¿Si se excita o esfuerza demasiado, aparece la menstruación? ¿Cuándo aumenta, disminuye o cesa el flujo? Por la tarde, de día solamente, al anochecer, cuando se acuesta, por la mañana, cuando se mueve, de noche solamente, cuando camina. Mencione todo lo que influye en el flujo.

Características del flujo. Describa minuciosamente el flujo. Acre, negro, rojo brillante, pardo, cambiante, grumoso o coagulado, abundante, oscuro, corrosivo (causa irritación), fétido o pútrido, verdoso, sale en chorro, caliente (indebidamente caliente), en flujos intermitentes, membranoso (en pedazos), lechoso, con mucosidades, olor (¿qué olor tiene?), pálido, profuso, prolongado (dura demasiado), escaso, filamentoso, tenaz, grueso, demasiado líquido, glutinoso, acuoso, coágulos oscuros en sangre brillante, etc. Indique el aspecto y olor exactos del flujo.

Antes de la menstruación. Es sumamente necesario explicar si los trastornos que acompañan a la menstruación aparecen antes, durante o después del flujo. Mencionamos algunos de los trastornos más frecuentes que ocurren en esos períodos. Varios trastornos abdominales. Pérdida de apetito o un gran apetito. Trastornos de la espalda. Dificultad para respirar. Trastornos del pecho. Escalofríos. Enfriamiento. Estreñimiento. Convulsiones. Tos. Delirio. Diarrea. Trastornos del oído. Eructos. Erupciones. Trastornos de la vista. Trastornos faciales. Desmayos. Pies fríos. Trastornos de la cabeza. Dolor de cabeza. Leucorrea. Dolores en los brazos o las piernas. Hinchazón, comezón y dolorimiento de los pechos. Alteraciones mentales (Sección 3). Náusea o vómitos. Hemorragias nasales. Trastornos de los ovarios. Dolor (Sección 6). Intranquilidad. Excitación sexual. Trastornos urinarios. Gran debilidad o fatiga. Describa todos esos trastornos, y otros, como se indica en las diversas Secciones.

Durante la menstruación. Este es el período que se extiende desde el comienzo hasta el final del flujo. Todos los trastornos mencionados que se producen «Antes de la menstruación» pueden ocurrir durante el período, además de muchos otros. Describa todos los trastornos como se indica en las otras secciones. Consulte especialmente las Secciones 3, 4, 5, 6.

Después de la menstruación. Muchos de los trastornos mencionados anteriormente pueden ocurrir después de la menstruación. Explique todos los síntomas minuciosamente, como ya se indicó anteriormente.

LEUCORREA (flujo blanco). ¿En qué momento aparece? ¿Lo tiene todo el tiempo? Describa el color, consistencia, olor y aspecto de la secreción y todos los síntomas que lo acompañan. ¿Produce irritación, carne viva o comezón en los genitales? ¿De qué color mancha los paños higiénicos? Observe qué otros síntomas aparecen siempre o empeoran cuando aparece o empeora la leucorrea. ¿Corroe la ropa? ¿Aparece, o es peor, antes o después de la menstruación? ¿Está usted excesivamente débil?

Puede ser acre (corrosiva), albuminosa (como la clara de huevo), cáustica, negra, sanguinolenta, parda, ardiente, clara, fría, cremosa, oscura, fétida o pútrida, gelatinosa, verdosa, salir en chorro, del color de la miel, apelmazada, no irritante, lechosa, con mucosidades, opaca, profusa, purulenta (con pus), viscosa, escaldada, escasa, punzante, irritante, feculenta, pegajosa, endurecer la ropa, aparecer e irse súbitamente, tenaz, espesa, fluida, filamentosa, transparente, acuosa, blanca, amarilla.

EMBARAZO (durante el embarazo y después). Hay muchos trastornos relacionados con el embarazo. Todos ellos son curables con los remedios homeopáticos, y una vez curados, el «trabajo» de parto siempre es más fácil porque es más natural. El tratamiento durante este período no es sólo lo mejor para la madre, sino también para la futura salud del niño que ha de nacer y para los futuros embarazos. La mujer sana no tendrá problemas y el mínimo de dolor al tener los hijos; el trabajo de parto normal es un trabajo fácil.

Explique todos estos trastornos como se indica en las diversas secciones de este artículo, pero en especial consulte las Secciones 3, 4, 5, 6, 7. Casi todos los estados anormales de la mujer embarazada se encontrarán en las secciones anteriores.

¿Ha tenido usted alguna vez un aborto espontáneo? ¿Cuán a menudo y cómo era después su estado de salud? ¿En qué mes del embarazo se produjo el aborto espontáneo? ¿Cuál fue la causa?

Respecto de las náuseas del embarazo, consúltense las Secciones 15 y 16, e indique cuánto tiempo hacía que estaba embarazada.

¿Cómo le fue en el último parto? ¿Se emplearon instrumentos? ¿Cuánto duró el trabajo del parto? ¿Hubo algún problema en el postparto o con los loquios (flujo)? ¿Cómo se recuperó del puerperio? Describa cualquier síntoma que pueda haber tenido a continuación.

¿Ha tenido edema puerperal? ¿Amamanta a su hijo? Si no lo amamanta, ¿por qué no? ¿Fue la leche buena y suficiente? ¿Cuánto tiempo después del parto tuvo la menstruación? Describa cualquier problema que pueda haber tenido durante el embarazo o después del parto.

CLIMATERIO (el cambio de vida). Describa cualquier trastorno que pueda haberse presentado durante este período, como se indica en las diversas secciones anteriores, y consúltense especialmente las Secciones 3, 4, 5, 6, 7.

¿A qué edad su madre o hermanas mayores pasaron este período? Si usted se halla en este período, ¿a qué edad comenzó? ¿Tiene oleadas de calor? En caso de flujo menstrual muy abundante, descríbalo como se indica en «Flujo» en esta sección y en la Sección 30. ¿Cuánto tiempo ha transcurrido desde el último período? ¿Ha tenido algún trastorno durante el climaterio?

Sección 36. PARA HOMBRES SOLAMENTE

Para todos los trastornos, ya sean locales o generales, consúltense todas las secciones anteriores y notifíquese cada síntoma tal como allí se indica.

Para las enfermedades de los órganos genitales del hombre, la homeopatía ofrece una cura más radical que cualquier otro sistema medicinal. El tratamiento local por medio de inyecciones o aplicaciones no es curativo, sino supresor. Cuando las así denominadas enfermedades locales se suprimen o desaparecen bajo tratamiento local, pasan a formar la base de estados crónicos que no sólo causan muchas molestias y sufrimiento, sino que se transmiten en forma hereditaria y pueden causar una vida de sufrimiento a los hijos nacidos del lazo matrimonial. Muchas personas han expiado los pecados del padre con años de indecibles sufrimientos. «Las iniquidades de los padres recaerán sobre los hijos hasta la tercera y cuarta generación.» La única manera segura y razonable es erradicar la enfermedad mediante medicamentos constitucionales por vía interna. Este es el objeto real del verdadero tratamiento homeopático.

Para todos los trastornos, ya sean locales o generales, consúltense especialmente las Secciones 3, 4, 5, 6, 7, 32. Conteste las preguntas que se presentan a continuación, si corresponden a su caso, y no simplemente con un «sí» o un «no», sino en forma completa. ¿Tenía usted la costumbre de masturbarse? ¿Con qué frecuencia? ¿Tiene usted deseos sexuales excesivos? ¿Ha disminuido o perdido el deseo sexual? ¿Le causan aversión o repugnancia las relaciones sexuales o las mujeres? ¿Tiene llena la cabeza de pensamientos sobre el acto sexual o el deseo de gratificación sexual? ¿Le asaltan pensamientos sexuales o tiene una erección al estar en presencia de mujeres? ¿Sueña constantemente con satisfacer sus deseos sexuales o con mujeres lascivas? ¿Tiene deseos sexuales o estimulación sin erección? ¿Son las erecciones incompletas o se pierden demasiado pronto? ¿Le afecta en forma adversa, ya sea mental o físicamente, el contacto sexual? ¿Le excita el contacto sexual o no encuentra placer en él? ¿Es el acto sexual completo o no tiene erección? ¿Eyacula el semen demasiado pronto o demasiado tarde? ¿Es la eyaculación dolorosa? ¿Tiene erecciones cuando viaja en un vehículo? ¿Tiene propensión a exhibir sus partes pudendas? ¿Tiene tendencia a tocar o manipular sus partes pudendas? Si tiene dolor en los órganos genitales, indique el lugar y descríbalo como se indica en la Sección 6. ¿Despiden olor desagradable sus genitales? ¿Sudor caliente o frío? ¿Verrugas o crecimientos? (Secciones 31 y 32.) ¿Siente que sus genitales están sanos y normales, o débiles? ¿Está el pene encogido, retraído, relajado, falto de vigor, pequeño, hinchado, etc.? Indique la parte del pene afectada y el problema. ¿Está el escroto (bolsa) sudoroso, contraído, pruriginoso, hinchado, relajado, o cuelga flojo, etc.? Indique cualquier afección de los testículos. Describa cualquier erupción o úlcera presente en los órganos genitales como se describe en la Sección 32. ¿Ha tenido pérdida de semen (espermatorrea) por la noche, mientras evacuaba el intestino, o en cualquier otro momento? ¿Qué efecto le ha producido la pérdida de semen? ¿Experimenta excitación al perder el semen? ¿Pierde semen cuando tiene sueños lascivos? ¿Ha satisfecho ampliamente su apetito sexual? ¿Se le han dañado los órganos genitales al caerse o recibir un golpe? ¿Ha tenido alguna vez gonorrea (blenorragia)? Indique cuándo y el tratamiento, y su estado de salud desde entonces. ¿Ha tenido alguna vez sífilis? Indique cuándo y el tratamiento, y su estado de salud desde entonces. ¿Ha tenido bubones, chancros o úlceras? ¿Ha tenido erupciones, llagas, verrugas, etc., desde que tuvo gonorrea o sífilis? Indique el lugar, las características y el resultado. ¿Tiene usted blenorrea o alguna secreción del pene? Descríbala como se indica en la Sección 7.

La contestación adecuada de las preguntas antedichas y una declaración completa de todos los trastornos tal como se indica en las diversas secciones son esenciales para la cura de toda enfermedad crónica de cualquier parte del cuerpo. No tome este asunto a la ligera y no deje que su modestia le impida decir la verdad. Toda esa información se mantiene en forma estrictamente confidencial y sólo se le pide porque es de máxima importancia para el tratamiento eficaz de su caso.

Sección 37. GENERALIDADES

¿Cómo le afecta el calor? ¿Cómo le afecta el frío? ¿Cómo le afectan las habitaciones calientes? ¿Cuánto desea estar al aire libre? ¿Cuán inquieto es usted? ¿Qué efectos le produce el baño? ¿Se siente mejor o peor al bañarse? ¿Cómo le afecta el estar de pie? ¿Cómo le afecta el tiempo húmedo? ¿Cómo le afectan las tormentas eléctricas?

Sección 38. CONCLUSIÓN

Si se mencionaran aquí todas las enfermedades o todas las fases de las enfermedades, el artículo sería muy largo y confuso para el paciente.

En la información que aquí se presenta éste verá cuál es la información requerida de él y que todos los síntomas, grandes o pequeños, son importantes. Nada se ha dicho sobre la nerviosidad o la debilidad, pese a ser tan comunes, pero el paciente no tardará en darse cuenta de que debe indicar la causa de la nerviosidad o debilidad, el trastorno, el momento en que aparece, su importancia, qué es lo que parece aliviarlo o agravarlo, y si se halla siempre presente o sólo en determinados momentos. Y así con todos los demás trastornos o síntomas.

Todo esto puede parecer inútil a los que están acostumbrados a la práctica de los médicos que prefieren hacer conjeturas en lugar de ir al fondo del problema. El antiguo sistema puede aliviar el trastorno por algún tiempo; pero esta forma de proceder completa y cuidadosa es la única manera por la cual las enfermedades, especialmente las enfermedades crónicas, pueden curarse de manera permanente. Si el paciente desea la manera más segura de curarse y obtener todo el valor de su dinero, deberá poner él mismo algún esfuerzo e indicar sus síntomas. No puede responsabilizarse al médico si no se le informa sobre síntomas importantes por negligencia o intencionalmente.

El lector recordará que todo este artículo se refiere a los enfermos o al estado patológico, y no a los que están bien. Todo lo que aquí se menciona ha sido experimentado por alguna persona enferma, aun detalles que podrían parecer ridículos Si estos síntomas más simples no revistieran importancia, ¿por qué algunas personas los experimentan y otras no? Las variaciones de los estados patológicos, aunque leves, son de suma importancia para el médico homeópata.

Para mayor información, escriba a su médico.

NOTAS Y BIBLIOGRAFÍA

1 Ian Stevenson, M.D., «Why Medicine is Not a Science». *Harpers* (April, 1949).

2 Solis-Cohen and T. S. Githens, *Pharmacotherapeutics* (N.Y. and London: Appleton, 1928), 37.

3 Hans Selye, *The Stress of Life*, Revised Edition (New York; McGraw-Hill, 1978), pp. 37, 71.

4 *Ibíd.* 55.

5 *Ibíd.* 336.

6 *Ibíd.* 62.

7 W. H. Perkins, *Cause and Prevention of Disease* (Philadelphia: Lea and Febiger, 1938), 23.

8 Karl Menninger, «Changing Concepts of Disease», *Annals of Internal Medicine* 29 (1948), 318-325, vid. págs. 324-325.

9 W. A. Sodeman and W. A. Sodeman, Jr., *Pathologic Physiology* (Philadelphia; Saunders, 1967), 5.

10 Selye, *loc. cit.* 321.

11 *Ibíd.* 12.

12 *Ibíd.* 13.

13 Hans Zinsser, John F. Enders, and LeRoy D. Fothergill, *Immunity* (New York: Macmillan, 1939), 1-2, 20-22.

14 René J. Dubos, *Bacterial and Mycotic Infections of Man*, Third Edition (Philadelphia: Lippincott, 1958), v. 14.

15 W. T. Vaughan, «A Theory Concerning the Mechanism and Significance of the Allergic Response», *Journal of Laboratory and Clinical Medicine* 21 (1935-1936), 629-649, vid. pág. 632.

16 Selye, *loc. cit.*, 38.

17 J. L. Achord, ed., *Chronic Inflammatory Bowel Disease* (Medcom Press, 1974), 94.

18 Kathleen J. Deighton, «Cancer-A Systemic Disease with Local Manifestations», *Medical Hypotheses* 1:2 (March-April, 1975), 37-40, vid. pág. 37.
19 G. Zajicek, «Cancer as a Systemic Disease», *Medical Hypotheses* IV (1978), 193-207, vid. pág. 193.
20 *Ibíd.*
21 Alexis Carrel, *Man, the Unknown* (New York: MacFadden, 1961), 139.
22 Un profesor de una Escuela de Medicina británica, citado en T. R. Waugh, «The Trend of Modern Pathology», *Journal of the American Institute of Homoeopathy* 25 (1932), 1141-1147.
23 F. P. Gay, *Agents of Disease and Host Resistance* (Springfield: Thomas, 1935), 255.
24 Selye, *loc. cit.,* 131ss.
25 Solis-Cohen and Githens, *loc. cit.,* 22.
26 Selye, *loc. cit.,* 65.
27 Vaughan, *loc. cit.* 639-640.
28 *Ibíd.* 631.
29 Zinsser et al., *loc. cit.,* 432.
30 Noel R. Rose, Felix Milgrom, and Carel J. Van Oss, *Principles of Immunology* (New York: Macmillan, 1973), 4.
31 Cyril MacBride, ed. *Signs and Symptoms: Applied Pathologic Physiology and Clinical Interpretation.* Fifth Edition (Philadelphia: Lippincott, 1970), 1.
32 *Ibíd.,* 35.
33 Linn J. Boyd, *A Study of the Simile in Medicine* (Ann Arbor: University of Michigan, 1936), 335. Karl Koetschau, «The Type Effect Hypothesis as a Scientific Basis for the Simile Priciple», *Journal of the American Institute of Homoeopathy* 23 (1930), 972-1046.
34 Joseph Wilder, M. D., «The Law of Initial Value in Neurology and Psychiatry: Facts and Problems», *J. Nervous and Mental Disease* 125 (1957) 73-86, vid. 73. Véase también Joseph Wilder, *Stimulus and Response: the Law of Initial Value* (Bristol, Wright, 1967).
35 *Ibíd.*
36 Selye, *loc. cit.* 334.

37 Wilder, *loc. cit.*, 74.
38 Selye, *loc. cit.*, 37, 71.
39 W. W. Duke, «Variation in the Platelet Count. Its Cause and Clinical Significance», *Journal of the American Medical Association* 65 (1915), 1600- 1606, vid, pág. 1603.
40 W. Buecherl and E. Buckley, *Venomous Animals and Their Venoms.* Three Volumes (New York and London: Academic Press, 1971), II, 14.
41 A. B. Searle, *The Use of Colloids in Health and Disease* (London: Constable, 1920), 96.
42 W. Wolf, *Endocrinology in Modern Practice.* Second Edition (Philadelphia: Saunders 1939), 26-27.
43 W. Seiffert, «Die Grundlagen der Chemotherapie», *Klinische Wochenschrift* 7 (1928), I, 1497-1502.
44 Almroth E. Wright, *Studies on Immunization.* First Series (London: Heinemann, 1943), 170.
45 Alexander Fleming, *Chemotherapy, Yesterday, Today and Tomorrow* (Cambridge; University Press, 1946), 26.
46 L. P. Garrod, «The Reactions of Bacteria to Chemotherapeutic Drugs», *British Medical Journal* (1951), i, 205-210.
47 Hans Eppinger, «Über Kollapszustände», *Wiener Klinische Wochenschrift* 47 (1934), 47-50.
48 *Journal of the American Medical Association* 174 (1960), 443.
49 Duke, *loc. cit.*, 1603.
50 N. B. Taylor and C. B. Weld, «A Study of the Action of Irradiated Ergosterol and of its Relationship to Parathyroid Function», *Journal of the Canadian Medical Association* 25 (1931), 20-34, vid. pág. 34.
51 Privy Council. Medical Research Council. *Medical Uses of Radium. Summary of Reports from Research Centers for 1931* (London: Published by His Majesty's Stationery Office, 1932), 371.
52 IAEA, *Radiation and Radioisotopes Applied to Insects of Agricultural Importance* (Viena, 1963), 371.
53 G. C. LaBrecque, D. W. Meifert, and Carroll N. Smith, «Mating Competitiveness of Chemosterilized and Normal Male House Flies», *Science* 136 (May 4, 1962), 388-389.

54 Wilder, *loc. cit.*, 77.
55 *Ibíd.*
56 *Ibíd.*
57 *Ibíd.*
58 *Ibíd,* 78.
59 B. J. Sahakian and T. W. Robbins, «Are the Effects of Psychomotor Stimulant Drugs on Hyperactive Children Really Paradoxical?» *Medical Hypotheses* III:4 (July-August, 1977), 154-158.
60 Wilder, *loc. cit.*, 769.
61 *Ibíd.*, 83.
62 *Ibíd.*, 76.
63 Max Rinkel, *Specific and Non-Specific Factors in Psychopharmacology* (New York: Philosophical Library, 1963), 72.
64 USDHEW, *Report of the Conference on the Use of Stimulant Drugs in the Treatment of Behaviorally Disturbed Young School Children.* Washington, D.C., January 11-12, 1971, vid. pág. 4.
65 Robert G. Schnackenberg, «Caffeine as a Substitute for Schedule II Stimulants in Hyperkinetic Children», *American Journal of Psychiatry* 130 (1973), 796-798.
66 P. F. D'Arcy and J. P. Griffin, *Iatrogenic Diseases* (Oxford: at the University Press, 1972), 109.
67 Starling and Lovatt Evans, *Principles of Human Physiology,* 14th edition (London, J. & A. Churhill, 1968), 1492.
68 Julius A. Howell, «Silver Nitrate vs. Sulfamylon in the Treatment of Burns», *North Carolina Medical Journal* 29 (1968), 280-283.
69 Emil Grubbe, «X-Ray Treatment: Its Introduction to Medicine» *Journal of the American Institute of Homeopathy* 39 (1946), 419-422. Debido a una exposición demasiado intensa a los rayos X durante los experimentos, se produjeron pequeñas ampollas en la mano de Grubbe. En vista de ello, uno de los profesores de la Escuela Superior de Homeopatía propuso proceder a un experimento terapéutico con rayos X siempre que existiese una imagen clínica de similares características.
70 Alexander Fleming, *loc. cit.*, 16.
71 Linn J. Boyd, *loc. cit.*, 250-251.

72 «Quinine» in *Encyclopedia Britannica,* 1957.
73 T. D. Luckey, «Antibiotic Action in Adaptation», *Nature* 198 (1963), 263-265. T. D. Luckey, «Hormoligosis in Pharmacology», *Journal of the American Medical Association* 173 (1960), 44-48. T. D. Luckey, «Modes of Action of Antibiotics in Growth Stimulation», *Recent Progress in Microbiology* (VII International Congress for Microbiology, 1958), T. D. Luckey, «Stimulation of *Turbatrix aceti* by Antibiotics», *Proceedings of the Society for Experimental Biology and Medicine* 113 (1963), 121, 124. T.D. Luckey, «Insecticide Hormoligosis», *Journal of Economic Entomology* 61 (1968), 7-12.
74a Samuel Hahnemann, *Organon der Heilkunst*, 6. Auflage, Leipzig, 1921 (Nachdrucke: Barthel v. Barthel, Berg am Starnberger See 1985; Haug. Heidelberg 1988).
74b Samuel Hahnemann, *Reine Arzneimittellehre*, Dresden 1816 (1. Nachdruck 1955 K.F. Haug Verl., Ulm, 2. Nachdruck 1983 K.F. Haug Verl., Heidelberg).
74c Samuel Hahnemann, *Die chronischen Krankheiten, ihre eigenthümliche Natur und Homöopathische Heilung.* 1. Auflage, Dresden und Leipzig 1828-30 (1. Nachdruck: K.F. Haug, Ulm/Donau 1956, 2. Nachdruck: Barthel u. Barthel Verlag, Berg am Starnberger See 1983, 3. Nachdruck; K.F. Haug, Heidelberg 1988).
75 Constantine Hering, *The Guiding Symptoms of Our Materia Medica*, Philadelphia: The American Homeopathic Publishing Society, 1879-1891, 10 Bände.
76 Timothy Field Allen, *Encyclopedia of Pure Materia Medica*, New York and Philadelphia: Boericke and Tafel, 1874-1880, 11 vols.
77 James Tyler Kent, *Repertory of the Homeopathis Materia Medica (Repertorio de la Materia Médica Homeopática)*. La mayor ampliación de esta obra hasta la fecha la proporcionaron las anotaciones complementarias de Künzli; Kents Repertorium Generale, Barthel y Barthel Publishing, Berg 1987.
78 James Stephenson, «The Need for Provings of the Chemical Elements», *Journal of the American Institute of Homoeopathy* 50 (1957), 265.
79 T. F. Allen, *loc. cit.,* V, 17.

80 William Boericke, *Materia Medica with Repertory*, Ninth edition (Philadelphia: Boericke and Tafel, 1927), 475-478.
81 A. W. Blyth, *Poisons, their Effects and Detection*. Fifth edition (London: Griffin, 1920), 338.
82 William Boericke, *loc. cit.*, 7-11.
83 A. W. Blyth, *loc. cit.*, 377.
84 William Boericke, *loc. cit.* 110-115.
85 A. W. Blyth, *loc. cit.*, 394.
86 Samuel Hahnemann, «Was sind Gifte, was sind Arzneien?», (¿Qué son venenos, qué son medicinas?), *Journal der practischen Heilkunde* XXIV (1806), st. III, 40-57.
87 L.U. Gardner, «The Similarity in the Lesions Produced by Silica and by the Tubercle Bacillus», *American Journal of Pathology* 13 (1937), 13-23, vid. pág. 13.
88 W. Boericke, *loc. cit.*, 590.
89 Michael Mason and H. L. F. Curry, *An Introduction to Clinical Rheumatology*, Second Edition (Tunbridge Wells, Kent: Pitman Medical, 1975), 115.
90 Guy Beckley Stearns, «Experimental Data on One of the Fundamental Claims in Homoeopathy», *Journal of the American Institute of Homoeopathy* 18 (1925), 433-444, 790-792.
91 Harris L. Coulter, *Divided Legacy: A History of the Schism in Medical Thought.* Three Volumes (Washington, D.C.: Wehawken Book Co., 1973-1977), III, 490.
92 Howard P. Bellows, *The Test Drug-Proving of the O.O. L. Society* (Boston: Published by the O.O. and L. Society, 1906).
93 *Ibíd.*, 649.
94 Donald Macfarlan, «A Reproving of Peruvian Bark», *Journal of Homoeopathy* 40 (1947), 1-3.
95 Donald Macfarlan, «A Reproving of Thuja», *Journal of the American Institute of Homoeopathy* 55 (1962), 12-13.
96 William Gutman, «Taraxacum Officinale – A New Proving», *Journal of the American Institute of Homoeopathy* 49 (1956), 105.
97 Anthony Shypis, «Cinchona Officinalis», *Journal of the American Institute of Homoeopathy* 56 (1963), 395.

98 Garth Boericke, «A Reproving of Cactus Grandiflorus with Laboratory Data», *Journal of the American Institute of Homoeopathy* 39 (1946) 194-196, 212.

99 Donald Macfarlan, «Reprovings of Medicines», *Journal of the American Institute of Homoeopathy* 49 (1956), 135.

100 Robert Koch, «Fortsetzung der Mittheilungen ueber ein Heilmittel gegen Tuberculose», *Deutsche Medizinische Wochenschrift* 17 (1891), 101-102.

101 J. Kolmer, *Infection, Immunity, and Biologic Therapy.* Third Edition (Philadelphia: Saunders, 1923), 645. W. W. C. Topley and G. S. Wilson, *Principles of Bacteriology*. Second Edition (Baltimore: Wood, 1936), 910, 914. C. H. Dash and H. E. H. Jones, *Mechanisms in Drug Allergy* (Baltimore: Williams and Wilkins, 1972), 100.

102 Dash and Jones, *loc. cit.,* 14 P. F. D'Arcy and J. P. Griffin, *Iatrogenic Diseases* (Oxford: at the University Press, 1972), v.

103 H. W. Crowe, *Handbook of the Caccine Treatment of Chronic Rheumatic Diseases* (Oxford: at the University Press, 1931), 1-8.

104 Walbum, «Metallsalztherapie. Sterilization des infizierten Organismus», *Zeitschrift fuer Tuberculose* 48 (1927), 193-216.

105 A. King and C. Nicol, *Venereal Disease.* Third Edition (Baltimore: Williams and Wilkins, 1975), 150.

106 Crowe, *loc. cit.,* 1-8.

107 Zinsser, Enders, Fothergill, *loc. cit.,* 478 (sífilis), 489 (tuberculosis).

108 W. T. Vaughan, *Allergy and Applied Immunology*. Second Edition (St. Louis: Mosby, 1934), 361. Lawrence D. Dickey, *Clinical Ecology* (Springfield: Thomas, 1976), 544-553.

109 *Science* 72 (1930), 526.

110 *British Medical Journal,* 1943(ii), 654.

111 Fleming, *loc. cit.,* 26.

112 Zinsser, Enders, Fothergill, *loc. cit.,* 344.

113 Starling and Lovatt Evans, *loc. cit.,* 1493-1494.

114 W. E. Boyd, «Biochemical and Biological Evidence of the Activity of High Potencies», *British Homoeopathic Journal* 54 (1954). Reprinted in *Journal of the American Institute of Homoeopathy* 62 (1969), 199-251.

115 W. M. Persson, «The Principle of Catalysis in Biochemistry and

Homoeopathy», *Journal of the American Institute of Homoeopathy* 23 (1930), 1055-1090.

116 W. M. Persson, «Effects of Very Small Amounts of Medicaments and Chemicals on Urease, Diastase, and Trypsin», *Archives Internationales de Pharmacodynamie et de Thérapie* 46 (1933), 249-267.

117 *The Daily Telegraph*, August 19, 1954.

118 M. Plazy, *Recherche Expérimentale Moderne en Homéopathie* (Angouléme: Coquemard, 1967), 23.

119 *Ibíd.*

120 *Ibíd.*, 67.

121 I. Kolisko, *Physiologischer und physikalischer Nachweis der Wirksamkeit kleinster Entitaeten, 1923-1959* (Stuttgart: Arbeitsgemmeinschaft anthroposophischer Aerzte, 1959).

122 Wilhelm Pelikan und Georg Unger, *Die Wirkungen potenzierter Substanzen* (Dornach: Philosophisch-Anthroposophischer Verlag am Goetheanum, 1965).

123 Wilhelm Pelikan und Georg Unger, «The Activity of Potentized Substances. Experiments on Plant Growth and Statistical Evaluation», *British Homeopathic Journal* 60 (1971), 233-266.

124 Joseph Roy, «La Dilution Homéopathique, sa justification expérimentelle», *Le Bulletin Médical* 46 (528-531.

125 Plazy, *loc. cit.*, 19-22.

126 *Ibíd.*, 22.

127 *Ibíd.*, 68-72.

128 *Ibíd.*, 72.

129 *Ibíd.*, 73-78.

130 Anna Koffler Wannamaker, «Effects of Sulphur Dynamizations on Onions», *Journal of the American Institute of Homoeopathy* 59 (1966), 287-295.

131 Anna Koffler Wannamaker, «Further Work with Boron Dilutions and Dynamizations», *Journal of the American Institute of Homoeopathy* 61 (1968), 28-29.

132 Hermann Junker, «Die Wirkung extremer Poterenzverduennungen auf Organismen», *Pflueger's Archiv* 219 (1928), 647-672.

133 J. Paterson and W. E. Boyd, «A Preliminary Test of the Alternation

of the Schick Test by a Homoeopathic Potency», *British Homoeopathic Journal* 31 (1941), 301-309.
134 N. P. Krawkow, «Ueber die Grenzen der Empfindlichkeit des lebenden Protoplasmus», *Zeitschrift fuer die gesammte Experimentelle Medizin* 34 (1923), 279-306.
135 G. B. Stearns, «Experiments with Homoeopathic Potentised Substances Given to Drosophila Melanogaster with Hereditary Tumors». *The Homoeopathic Recorder* 40 (1925). Comentado en James Stephenson. «A Review to Investigations into the Action of Substances in Dilutions Greater than 1x10 (Microdilutions)», *Journal of the American Institute of Homoeopathy* 58 (1955), 327-335.
136 véase nota 90.
137 Karl Koenig, «Ueber die Wirkung extremverduennter (homoeopathisierter) Metallsalzloesungen auf Entwicklung und Wachstum von Kaulquappen», *Zeitschrift fuer die gesammte experimentelle Medizin* 56 (1927). 581-593.
138 Vladimir Vondracek, «Die Sterblichkeit der Kaulquappen in Ultraloesungen», *Zeitschrift fuer die gesammte experimentelle Medizin* 66 (1929). 535-538.
139 J. Jarricot, *L'infinitesimal des Homoeopathes* (Lyon: Editions des Laboratoires P.H.R., 1951).
140 *Journal of the American Institute of Homoeopathy* 62 (1969), 230-231.
141 Plazy, *loc. cit.,* 25-40.
142 *Ibíd.,* 40-49.
143 *Ibíd.,* 51-62.
144 *Ibíd.,* 112 (I. Chedid, M. Parent, F. Boyer, and R. C. Skarnes, «Non-Specific Host Response in Tolerance to the Lethal Effect of Endotoxin» in M. Landy and W. Braun, eds., *Bacterial Endotoxins.* Rutgers, the State University, 1941).
145 *Ibíd.,* 80-87.
146 *Ibíd.,* 88.
147 *Ibíd.,* 88-95.
148 O. A. Julian and J. Launay, «Psycho-Pathological Test on Animals by Reserpine and *Cicuta Virosa,* According to the Homoeopathic Laws of Analogy and Identity», *Cahiers de Biotherapie* (December, 1965).

Reimpreso en *Journal of the American Institute of Homoeopathy* 59 (1966), 155-164.

149 Plazy, *loc. cit.,* 109-118.

150 *Ibíd*, 62-67.

151 I. A. Boyd, «Homoeopathy Through the Eyes of a Physiologist», *British Homoeopathic Journal* 57 (1968), 86.

152 J. D. Van Mansvelt and F. Amons, «Inquiry into the Limits of Biological Effects of Chemical Compounds in Tissue Culture, I: Low Dose Effects of Mercuric Chloride», *Zeitschrift der Naturforschung* 30 (1975), 643-649. Resumido en *British Homoeopathic Journal* 64 (1976), 233-234.

153 James Stephenson, «A Review of Investigations into the Action of Substances in Dilutions Greater than 1x10 (Microdilutions)», *Journal of the American Institute of Homoeopathy* 48 (1955) 327-335.

154 Albert Brucato and James Stephenson, «Dielectric Strenght Testing of Homoeopathic Dilutions of HgCl», *Journal of the American Institute of Homoeopathy* 59 (1966), 281-286.

155 Garth W. Boericke and Rudolph B. Smith, «Modern Aspects of Homeopathic Research» *Journal of the American Institute of Homoeopathy* 56 (1963), 363- 366; 58 (1965), 158-167. Rudolph B. Smith and Garth W. Boericke, «Modern Instrumentation for the Evaluation of Homeopathic Drug Structure», *Ibíd.,* 59 (1966), 263-280. Rudolph B. Smith and Garth W. Boericke, «Changes Caused by Succussion on N.M.R. Patterns and Bioassay of Bradykinin Triacetate (BKTA) Succussions and Dilutions», *Ibíd.,* 61 (1968), 197-212.

156 Timothy, M. Young, «Nuclear Magnetic Resonance Studies of Successed Solutions», *Journal of the American Institute of Homoeopathy* 68 (1975), 8-16. Timothy M. Young, «Anomalous Effects in Alcohol-Water Solutions», *Review of Mathematical Physics* 13 (1975), 10-12.

157 James Stephenson, «On Possible Field Effects of the Solvent Phase of Succussed High Dilutions», *Journal of the American Institute of Homoeopathy* 59 (1966), 259-262. Véase también G. P. Barnard and James Stephenson, «Microdose Paradox: A New Biophysical

Concept», *Ibíd.* 60 (1967), 288-286, y G. P. Barnard and James Stephenson, «Fresh Evidence for a Biophysical Field», *Ibíd.*, 62 (1969), 73-85.

158 G. P. Barnard, «Microdose Paradox – A New Concept», *Journal of the American Institute of Homoeopathy* 58 (1965), 205-2123, at 211.

159 Véase nota 152.

160 P. W. Bridgman, *The Physics of High Pressure* (London, 1949), 424 – citado en *Journal of the American Institute of Homoeopathy* 59 (1966), 260.

161 Timothy M. Young, «Nuclear Magnetic Resonance Studies» y «Anomalous Effects in Alcohol-Water Solutions».

162 F. Himmelweit, «Serological Responses and Clinical Reactions to Influenza Virus Vaccines», *British Medical Journal*, December 1960, 1690- 1694.

163. «Underestimation of Chronic Toxicities of Food Additives and Chemicals: the Bias of a Phantom Rule», *Medical Hypotheses,* 4 (1978), 324-339.

164 W. R. Houston, *The Art of Treatment* (New York: Macmillan, 1936), 22.

165 *Chronic Disease, Advances in Diagnosis and Treatment* (June, 1974), 1.

166 *Beitraege zur exper. Therapie* 11 (1906), H.2, Seite 26. Véase también Brian Inglis, *The Case for Unorthodox Medicine* (New York: G. P. Putnam's Sons, 1964), 84.

167 Constantinc Hering, *Guiding Symptoms,* IV, 338.

168 *New York Times,* May 27, 1974.

169 Constantine Hering, *Guiding Symptons,* IV, 334.

170 *Ibíd.,* V, 115.

171 D'Arcy and Griffin, *loc. cit.,* 48-50. R. I. Shader, *Psychiatric Complications of Medical Drugs* (New York: Raven Press, 1972), 25-47.

172 Constantine Hering, *Guiding Symptoms,* III, 276.

173 *New York Times,* July 28, 1972. *Washington Post,* May 12, 1976.

174 J. H. Clarke, *A Dictionary of Practical Materia Medica,* 1, 380.

175 Constantine Hering, *Guiding Symptoms,* IV, 32.

176 *Time,* 11 de diciembre de 1964 (Artículo necrológico sobre Sidney Haas, Doctor en Medicina, quien introdujo esta indicación para

Belladonna en la medicina alopática). En lo que se refiere a la aplicación homeopática de *Belladona* en los casos de cólicos abdominales infantiles, véase W.P. Baker, W.W Young y A.C. Neiswander, *Introduction to Homeotherapeutics* (Washington, D.C.; American Institute of Homoeopathy, 1974), 49.

177 Williams Gutman, «Proving Symptoms of Rauwolfia Serpentina», *Journal of the American Institute of Homoeopathy* 50 (1957), 140.

178 *Physicians' Desk Reference* (1975 Edition), 1454.

179 *Annals of the New York Academy of Sciences* LXI (1955) Art. 1, 85.

180 Harris L. Coulter, *Homeoeopathic Influences in Nineteenth-Century Allopathic Therapeutics* (Washington, D.C.: American Institute of Homoeopathy, 1973), 71.

181 Jacques Forestier, «Rheumatoid Arthritis and its Treatment by Gold Salts», *Journal of Laboratory and Clinical Medicine* 20 (1935), 827-840.

182 F. J. Wagenhäuser, *Chronic Forms of Polyarthritis* (Bern: Hans Huber, 1976), 16. *Physicians' Desk Reference* (1970 Edition), 1177.

183 John Henry Clarke, *A Dictionary of Practical Materia Medica.* Three Volumes (London: Homoeopathic Publishing Co., 1925), I, 223-234. W. Boericke, *Materia Medica with Repertory,* 96. Paul Talalay, ed., *Drugs in Our Society* (Baltimore: Johns Hopkins, 1964), 22.

184 Constantine Hering, *Guiding Symptoms,* X, 433, John Henry Clarke, *The Prescriber* (Devon, England; Health Science Press, 1977), 231. *Physicians' Desk Reference* (1970 Edition), 1080, *Journal of the American Institute of Homoeopathy* 46 (1953), 339-341, 343.

185 Colman McCarthy, «A Minor Drug and a Major Problem», *Washington Post,* January 1, 1971.

186 *Homoeopathic Recorder* 45 (1930), 184-186.

187 William Boericke, *Materia Medica with Repertory,* 14. H. C. Allen, *Materia Medica of the Nosodes* (Philadelphia: Boericke and Tafel, 1910), 4.

188 *The Lancet,* 1965 (2), 104; 1968 (2), 426.

189 Henry C. Allen, *Materia Medica of the Nosodes,* 4.

190 John Henry Clarke, *Dictionary of Materia Medica,* II, 420-421.

191 William Boericke, *Materia Medica with Repertory,* 427.

192 A. M. Brooks, A. Agosti, *et al.*, «Inhibition of Gastric Acid Secretion in Man by Peptide Analogues of Cholecystokinin», *New England Journal of Medicine* 282 (March 5, 1970), 535-538.

193 *Ibíd.*, 565.

194 Howard Haggard, *Devils, Drugs, and Doctors* (New York; Halcyon, 1929), 217.

195 John Henry Clarke, *Dictionary of Materia Medica,* III, 1132.

196 W. Gerlach, «Secale Cornutum gegen Gangraen», *Muenchener Medizinische Wochenschrift* 80 (1933), 1743-1745.

197 Henry W. Eisfelder, «Some Homoeopathic Remedies in Modern Use», *Journal of the American Institute of Homoeopathy* 49 (1956), 239-240.

198 Harris L. Coulter, *Homoeopathic influences in Nineteenth-Century Allopathic Therapeutics*, 60.

199 Constantine Hering, *Guiding Symptoms*, IX, 248. H. A. Abramson et al., «Production of Tolerance to Psychosis-Producing Doses of Lysergic Acid Diethylamide», *Science* 126 (November 15, 1975), 1020. C. Savage and L. Cholden, «Schizophrenia and the Model Psychoses», *Journal of Clinical and Experimental Psychopathology* 17 (1956), 405-413.

200 Constantine Hering, *Wirkunger des Schlangengiftes, zum aerztlichen Gebrauche vergleichend zusammengestellt* (Allentown, Pennsylvania, 1837).

201 Timoty Field Allen, *Encyclopedia of Pure Materia Medica,* III, 593. W. Boericke, Materia Medica with Repertory, 241.

202 W. Buecherl and W. Buckley, *Venemous Animals and Their Venoms,* IV, 487- 488.

203 William Boericke, *Materia Medica with Repertory* 454. Hering, *Guiding Symptoms*, VII, 530-531.

204 *Science* 173 (30 July 1976), 387.

205 William Boericke, *Materia Medica with Repertory* 453. Buecherl and Buckley, *loc. cit.,* III, 450-451.

206 Buecherl and Buckley, *loc. cit.* III, 456.

207 Utilización de veneno de serpiente como anticoagulante en los casos de flebitis *(Journal of the AIH)* 56 [1963, 328], veneno de serpiente

de cascabel en casos de tromboflebitis (*British Homeopathic Journal* LXIV, n.º 1 . [Enero 1975, 36]). Utilización en la medicina alopática para la prevención del Fenómeno de Schwartzman y el tratamiento de hemorragias con 1 ml de solución al 1:3000 de veneno de la serpiente mocasín *(Ancistrodon piscovorus) (Journal of the American Medical Association,* 104 [1935], 1066-1070), tratamiento de la hemofilia con el veneno de la serpiente de Russel (*The Lancet* 1934 (ii), 985).

208 William Boericke, *Materia Medica with Repertory,* 63. B. F. Beck, *Bee-Venom Therapy* (New York and London: D. Appleton-Century Co., 1935).

209 William Boericke, *Materia Medica with Repertory,* 61. Buecherl and Buckley, loc. cit., III, 465-466.

210 William Boericke, *Materia Medica with Repertory,* 209. J. A. Pollia, «A Few Contributions to Modern Medicine that are Based on the Law of Similars», *Journal of the American Institute of Homoeopathy* 44 (1951), 49- 51.

211 Paul Talalay, ed., *Drugs in Our Society*, 25.

212 H. W. Eisfelder, «Clinical Homoeopathy», *Journal of the American Institute of Homeopathy*, 45 (1952), 162-163. H. W. Eisfelder, «Today's Trend in Homoeopathy», *Journal of the American Institute of Homoeopathy* 43 (1959), 221-222. M. Foxen, «Use of Streptomycin in Meniere's Disease», *Proc. Royal Soc. Med.* 47 (August, 1954), 671-672.

213 A. Cier, J. Boiron et al., «Experimental Diabetes Treated with Infinitesimal Doses of Alloxan», *Journal of the American Institute of Homoeopathy* 62 (1969), 86-91.

214 Susan M. Sieber y Richard H. Adamson, «Toxicity of Antieoplastic Agents in Man: Chromosomal Aberrations, Antifertility Effects, Congenital Malformations, and Carcinogenic Potential (La toxicidad de los agentes antieoplásticos en el hombre: aberraciones cromosómicas, efectos de antifertilidad, malformaciones congénitas y potencial carcinogénico)», *Advances in Cancer Research,* 22 (1975), 57-155. En el año 1957 se informó sobre una mujer con cáncer de mama que después de ser tratada con Metilcolantreno –un potente

carcinógeno– entró en una fase de remisión de nueve meses de duración. (*Journal of the American Institute of Homoeopathy*) 51 [1958], 15-16.

215 Anselm L., Strauss, *Chronic Illness and the Quality Life* (St. Louis: Mosby, 1975).

216 USDHEW PHS, *Limitation of Activity Due to Chronic Conditions. United States, 1969 and 1970* (Rockville, Md., 1973), 1, 3, 10.

217 David Schottenfield, *Cancer Epidemiology and Prevention* (Springfield: Thomas, 1975), 4. *Time* (March 31, 1980).

218 J. A. Del Regato and Harlan Spjut, *Ackerman and Del Regato's Cancer Diagnosis, Treatment and Prognosis,* Fifth Edition (St. Louis: Mosby, 1977), 2.

219 *Journal of the American Institute of Homoeopathy* 69 (March, 1976), 34.

220 *Ibíd.,* 45 (August, 1952), 171.

221 *Ibíd.,* 38 (May, 1945), 154-155.

222 *Ibíd.,* 45 (1952), 162-163.

223 Louis Tuft, «The Skin as an Immunological Organ», *Journal of Immunology* 21 (1931), 85.

224 Zinsser, Enders, Fothergill, *loc. cit.,* 418.

225 James Tyler Kent, *Lectures on Homoeopathic Philosophy* (Calcutta: Sett Dey and Co., 1961), 30. Véase también Herbert A. Roberts, *The Principles and Art of Cure by Homoeopathy* (London; Homoeopathic Publishing Co., 1936), 47.

226 King and Nicol, *loc. cit.,* 3.

227 G. Vithoulkas, *The Science of Homeopathy* (New York: Grove, 1980), 111.

228 Bastanier, «Koennen wir von der Homoeopathie lernen», *Deutsche Medizinische Wochenschrift* 55 (1929), 1041-1043. Coulter, *Homoeopathic Influences in Nineteenth-Century Allopahic Therapeutics,* 41-42. Editorial en *Minnesota Medicine* (August, 1971), 627.

229 John Burry, «Topical Drug Addiction: Adverse Effects of Fluorinated Corticosteriod Creams and Ointments», *Medical Journal of Australia* (February 24, 1973), 393-396. Véase también King and

Nicol, *loc. cit.,* 3 137, sobre la acción supresora de los antibióticos y el mercurio en la sífilis.

230 Alvan, R. Feinstein, *Clinical Judgment* (Huntington, N.Y.: Krieger, 1967), 7.

231 Véanse las declaraciones de D. M. Martin, MD., de la American Academy of General Practice, en la revista *Time* (October 18, 1968).

232 Paul Taladay, ed., *Drugs in Our Society,* 34.

233 Pierce Gardner and Leighton E. Cluff, «The Epidemiology of Adverse Drug Reactions. A review and Perspective», *Hopkins Medical Journal* 126 (February, 1979), 85.

234 *Modern Treatment* 8:4 (November, 1971), 751.

235 *Ibíd.,* 944.

236 *Chronic Bronchitis-A Symposium* (London: The Chest and Heart Association, 1959), 4.

237 J. L. Archord, Ed., *Chronic Inflammatory Bowel Disease,* 1.

238 Citado en *Journal of the International Academy of Preventive Medicine* 2:2 (1975), 37.

239 P. G. Quinton, «Analysis of 100 Consecutive Cases», *British Homoeopathic Journal* 35 (1945), 6-21.

240 James Stephenson, «The Clinical Application of Homoeopathy – an Analysis of 100 Consecutive Case Histories», *Journal of the American Institute of Homoeopathy* 49 (1956), 39-53.

241 James Stephenson, «Twenty-Six Consecutive Pediatric Cases», *Journal of the American Institute of Homoeopathy* 54 (1961), 78-79. Véase también Edward M. Mead, «An Analysis of 31 Consecutive Homoeopathic Case Histories», *Ibíd.,* 50 (1957) 271-273.

242 E. W. Hubbard and James Stephenson, «Arthralgia – 100 Consecutive Cases», *Journal of the American Institute of Homoeopathy* 41 (1948), 240-241.

243 Raymond J. McGarth, «Vasomotor Rhinitis and Homeopathic Treatment», *Journal of the American Institute of Homoeopathy* 41 (1948), 211-213.

244 James Stephenson, «Sinusitis – 33 Consecutive Cases», *Journal of the American Institute of Homoeopathy* 52 (1959), 118, 120; James Stephenson, «Seventeen Consecutive Allergy Cases from One

Month's Practice», *Journal of the American Institute of Homoeopathy* 56 (1963), 326.

245 Robert L. Redfield and James Stephenson, «Duodenal Ulcer – 35 Consecutive Cases», *Journal of the American Institute of Homoeopathy* 51 (1958), 154.

246 R. P. Patel, «Luffa Operculata in Asthma», *Journal of the American Institute of Homoeopathy* 66 (1973), 219-222.

247 E. W. Hubbard, «Headache – 51 Consecutive Cases», *Journal of the American Institute of Homoeopathy* 51 (1958), 102; James Stephenson, «Headaches – 28 Consecutive Cases», *Journal of the American Institute of Homoeopathy* 51 (1958), 130.

248 E. W. Hubbard and James Stephenson, «Eczema, A Symposium of Collective Cases», *Journal of the American Institute of Homoeopathy* 50 (1957), 206-211.

249 T. Fergus Stewart, «Treatment of Coronary Disease in the Glasgow Homoeopathic Hospital», *Journal of the American Institute of Homoeopathy* 59 (1966), 6-19.

250 Paul Mössinger, «Treatment of Cysts with Silicea», *Journal of the American Institute of Homoeopathy* 66 (1973), 225-226.

251 R. G. Gibson, Sheila L. M. Gibson, A. D. MacNeill, and W. Watson Buchanan, «Homoeopathic Therapy in Rheumatoid Arthritis; Evaluation by Double-Blind Clinical Therapeutic Trial», *British Journal of Clinical Pharmacology* 9 (1980), 456-457.

252 R. G. Gibson, S. L. M. Gibson, A. D. MacNeill, G. H. Gray, W. C. Dick, and W. W. Buchanan, «Salicylates and Homoeopathy in Rheumatoid Arthritis: Preliminary Observations», *British Journal of Clinical Pharmacology* 6 (1978), 391-395.

253 «Report on Mustard Gas Experiments (Glasgow and London) by the Special Sub-Committee of the British Homoeopathic Society to the Ministry of Home Security (January 25, 1943)», *Journal of the American Institute of Homoeopathy* 37 (1944), 47-50 y 88-92.

254 J. J. Cross, «Veterinary Case Reports», *Journal of the American Institute of Homoeopathy* 38 (1945), 215-217.

255 M. Bardoulat, *Précis d'Urologie* (Toulouse, 1949).

256 Plazy, *loc. cit.*, 119-121. En Francia, los veterinarios estaban muy

abiertos a la Homeopatía. El fascículo de septiembre de 1979 de *L'Homéopathie Française* está enteramente dedicado a la Homeopatía en la medicina veterinaria y contiene 16 artículos sobre temas como: fiebre, mastitis, tos, diarrea, cálculos, inflamaciones de la vejiga, inflamaciones de la piel, dolores en las articulaciones, reúma, parálisis, inflamación de los nervios y desequilibrios del comportamiento.

257 *Ibíd.,* 121.

258 G. MacLeod, «Some Diseases of Farm Animals», *British Homoeopathic Journal* 61 (1972), 144-152.

259 G. MacLeod, «Infertility in the Domestic Animals», *British Homoeopathic Journal* 64f (1975), 177-183.

260 Anthony Campbell, «Homoeopathic Treatment of Ocular Infection in Guinea-Pigs», *British Homoeopathic Journal* 64 (1975), 68-69.

261 Hans Brick, *The Nature of the Beast* (New York: Crown, 1962), citado en *Journal of the American Institute of Homoeopathy* 58 (1965), 185.

262 Bernard Poitevin, *Le Devenir de l'Homéopathie: Eléments de Théorie et de Recherce*, Paris, Doin, 1987.

263 Marco Righetti, *Forschung in der Homöopathie. Grundlagen, Problematik und Ergebnisse.* M. Burgdorf-Verlag für homöopathische Literatur, Göttingen, 1988.

264 *Le Nouvel Observateur* (Abril 12-18, 1985), evalúa que la cifra de ventas en el ámbito de la Homeopatía se incrementa cada año en un 20%.

265 Samuel Hahnemann, *loc. cit.,* 74a, 153.

266 R. G. Gibson et al., *loc. cit.,* 252, 391-395.

267 R. G. Gibson et al., *loc. cit.,* véase 251, 453-459.

268 *Ibíd.,* 455.

269 A. M. Scofield, «Experimental Research in Homoeopathy–A Critical Review», *British Homoeopathic Journal,* 73, 3-4, July and October, 1984. pp. 161-180; 211-226.

270 Citado en Joseph D. Cooper, ed., *The Philosophy of Evidence,* Washington, D.C.: Interdisciplinary Communication Associates, Inc., n.d. [1972], 11.

271 Harris L. Coulter, *The Controlled Clinical Trial: An Analysis* (Washington, D.C., Project Cure, 1991).
272 A. D. Herrick and MacKeen Cattell, *Clinical Testing of New Drugs,* New York: Revere Publishing Co., 195, 129.
273 W. I. B. Beveridge, *The Art of Scientific Investigation*, New York: Vintage Books, 1957, 20, 28.
274 A. Bradford Hill, «Reflections on the Controlled Trial», *Annals of the Rheumatic Diseases* 25 (1966), 108.
275 *The Lancet*, 1964, ii, 949.
276 *The Lancet*, 1963,m ii, 1156-1158.
277 Joseph D. Cooper, ed., *The Philosophy of Evidence*, 59.
278 Jon E. Tyson, Jaime A. Furzan, Joan S. Reisch, and Susan G. Mize, «An Evaluation of the Quality of Therapeutic Studies in Perinatal Medicine», *Obstetrics and Gynecology* 62 (1983), 100.
279 Mary Evans and Alan V. Pollock, «Trials on Trial: A Review of Trials of Antibiotic Prophylaxis», *Archives of Surgery* 119 (1984), 110.
280 Mary Ellen Thomson and Michael S. Kramer, «Methodologic Standards for Controlled Clinical Trials of Early Contact and Maternal-Infant Behavior», *Pediatrics* 73 (1984), 296.
281 E. L., Harris and J. D. Fitzgerald, *The Principles and Practice of Clinical Trials,* Edinburgh and London: E. and S. Livingston, 1970, 43.
282 T. B. Binns and W. J. H. Butterfield, «Clinical Trials: Some Constructive Suggestions», *The Lancet* 1964, i, 1150-1152.
283 Paul Talalay, ed., *Drugs in Our Society,* Baltimore: John Hopkins, 1964, 93-94.
284 Harris and Fitzgerald, *loc. cit.,* 44-45.
285 Binns and Butterfield, *loc. cit.,* 1150.
286 *Proceedings of the Institute on Drug Literature Evaluation: Philadelphia, Pennsylvania, March 11-15, 1968.* Washington, D.C.: American Society of Hospital Pharmacists, 1968, 74.
287 A. Hoffer, «A Theoretical Examination of Double Blind Design», *Canadian Medical Association Journal* 97 (1967), 124.
288 T. A. Vonder Haar and Mark Miller, «Warning: Your Prescription May be Dangerous to Your Health», *New York* (May 11, 1977), 53.

289 *Ibíd.,* 54.

290 *Ibíd.,* 54.

291 «Proceedings of the National Conference on Clinical Trials Methodology, October, 3-4, 1977. National Institute of Health, Bethesda. Maryland», *Clinical Pharmacology and Therapeutics* 25 (1979), 630-631.

292 Joseph D. Cooper, ed., *Decision-Making on the Efficacy and Safety of Drug,* Volume I. Washington, D.C.: Interdisciplinary Communication Associates, Inc., 1971, 83. Vonder Haar and Miller, *loc. cit.,* 54.

293 Special Commission on Internal Pollution, «Toward Assessing the Chemical Age», *Journal of the American Medical Association*.234 (1975), 509.

294 Joseph D. Cooper, ed., *The Philosophy of Evidence,* 16.

295 Alvan Feinstein, *Clinical Judgment*, Huntington. N. Y.: Robert E. Krieger, 1976, 40.

296 Harris, L. Coulter, *Divided Legacy: A History of the Schism in Medical Thought.* Volume III. Chapter VI: The Split in Homoeopathy – «Highs» vs. «Lows».

297 *Ibíd.*

298 Harris L. Coulter. *Homoeopathic Medicine.* St. Louis, Formur, 1975.

299 L. S. Goodman and Alfred Gilman, *The Pharmacological Basis of Therapeutics.* Fifth Edition (New York: Macmillan, 1975), 351.

300 R. Wade Ortel and D. S. Newcombe, «Acute Gout Arthritis and Response to Colchicine in the Virtual Abscence of Synovial-Fluid Leucocytes.» *New England Journal of Medicine,* 290 (June 13, 1974), 1363-1364.

301 L. S. Goodman et al., *loc. cit.,* 655.

302 *Ibíd.,* 728-730.

303 F. J. Wagenhauser, *Chronic Forms of Polyarthritis,* 16.

304 Paul Talalay ed., *Drugs in Our Society,* 44.

305 L. S. Goodman and Alfred Gilman, *The Pharmacological Basis of Therapeutics,* Third Edition (New York: Macmillan, 1965), 19.

306 F. W. Schueler, *Chemobiodynamics and Drug Design* (New York: McGraw- Hill, Blakiston, 1969), 43.

307 M. Rinkel, *Specific and Non-Specific Factors in Psychopharma-*

cology: New York: Philosophical Library, 1963, 72.

308 *Ibíd.,* 71.

309 A. Bradford Hill, *Principles of Medical Statistcs.* Ninth Edition (New York; Oxford University Press, 1971), 255.

310 John N. Nodine and Peter E. Siegler, *Animal and Clinical Pharmacologic Techniques in Drug Evaluation* (Chicago: Yearbook Medical Publishers, 1964), 21.

311 Roger J. Williams, «Normal Young men», *Perspectives in Biology and Medicine* I (1957/1958), 97-104, s.S. 98.

312 Rinkel, *Specific and Non-Specigic Factors in Psychopharmacology;* 137.

313 Nodine and Siegler, *loc. cit.,* 19.

314 Ben F. Feingold, MD. *Introduction to Clinical Allergy* (Springfield: Thomas, 1973), 313.

315 L. Thomas, *The Right Track.* Wilson Quaterly, Spring, 1980, 90.

316 John Henry Allen. *The Chronic Miasms.* Vol. II, 17 ff (New Delhi, Jain Publishing, 1984).

317 James Tyler Kent, *Kent's Minor Writings on Homoeopathy,* 189, 190, ed. by K.-H. Gypser, Haug Publishers, Heidelberg 1987.

318 Henry C. Allen. *Nosoden,* 414, 460. Traducción alemana de Thomas von Grudzinski. Barthel u. Barthel Verlag, Berg am Starnberger See 1987.

ADDENDA ET CORRIGENDA

página	*línea*	*dice*	*debe decir*
12	3	manifiesta	manifestaba
id.	30-31	Se dice (...) romanticismo alemán	Se ha dicho (...) romanticismo alemán, lo cual es incontestablemente cierto.
15	8	un sistema de terapéutica	un sistema terapéutico
24	10	La U.R.R.S.	Las antiguas repúblicas soviéticas
id.	añadir al final:	Nota: En este breve tratado se pretende presentar los principios de la homeopatía de manera tal que les resulten inteligibles a los médicos alópatas y a los estudiantes de medicina formados en escuelas médicas alopáticas. Es por este motivo por lo que la exposición de las páginas siguientes está en su mayor parte en el lenguaje de la medicina alopática y se basa en sus conceptos. La exposición de los principios homeopáticos va seguida de una serie de secciones en las que se ejemplifican estos principios en función de los conceptos, investigaciones y práctica alopáticos. En otra sección se examina la experiencia clínica homeopática. Y en la Conclusión se presenta una comparación general entre la homeopatía y la alopatía, con especial referencia a los principios del método científico.	
28	16	Sulphur	Sulphur (azufre)
31	25	Constantin	Constantine
51	23, añadir:	Se ha demostrado que el miedo eleva o reduce el número de leucocitos de la sangre en función inversa de su valor inicial, o sea, aumentándolos cuando hay pocos y reduciéndolos cuando son numerosos (62).	
55	9	Constantin	Constantine
59	8 y 10	silica	Silica
73	6 por el final	Iberis Amara	Iberis amara
75	8 por el final	Thuya	Thuia
89	1	Glonoína	Glonoína o Trinitrin
117	última	tox.	toxicondendrum
124	5	rickettsosis	rickettsiosis
133	25	colchicum	Colchicum
139	16	individuo normal	«individuo normal»
174	5 por el final	Uñas encarnadas	Uñeros